攀枝花市康养资源评价与开发研究

蒋秀碧　著

中国纺织出版社有限公司

内 容 提 要

本书通过对康养资源的评价、开发以及旅游产品的打造的探讨，结合对攀枝花的旅游发展现状的研究，对攀枝花发展康养旅游的可行性进行了分析，同时提出了攀枝花未来发展的产业重心。内容注重将理论与现实密切结合起来，力求充分吸收相关研究的已有成果，采百家之长，能更好地体现康养旅游研究的现有最高水平和康养旅游资源开发的发展趋势。全书内容丰富，资料翔实，通俗易懂，饶有趣味，具有很大的学习参考价值，可供从事旅游的研究人员、旅游爱好者等参考，也可作为高校旅游管理专业师生的参考用书。

图书在版编目（CIP）数据

攀枝花市康养资源评价与开发研究／蒋秀碧著. --
北京：中国纺织出版社有限公司，2020.11
ISBN 978-7-5180-8048-9

Ⅰ．①攀… Ⅱ．①蒋… Ⅲ．①医疗卫生服务—资源评价—研究—攀枝花市②医疗卫生服务—资源开发—研究—攀枝花市 Ⅳ．①R199.2

中国版本图书馆CIP数据核字（2020）第205359号

策划编辑：韩 阳 责任编辑：朱健桦
责任校对：高 涵 责任印制：储志伟

中国纺织出版社有限公司出版发行
地址：北京市朝阳区百子湾东里A407号楼 邮政编码：100124
销售电话：010—67004422 传真：010—87155801
http://www.c-textilep.com
中国纺织出版社天猫旗舰店
官方微博http://weibo.com/2119887771
三河市宏盛印务有限公司印刷 各地新华书店经销
2020年11月第1版第1次印刷
开本：787×1092 1/16 印张：10
字数：151千字 定价：55.00元

前　言

近些年随着环境污染的日益加剧，人们越来越多地重视环境质量、注重生命质量，健康养生更是成为人们关注的话题。随着收入的不断增长，人们对生活的质量的要求也随之提高了，期盼更好的生存环境，想到环境更佳的地方度假。因此，人们的旅游方式已从简单的观光旅游，向以健康养生为目的的度假旅游转变，康养旅游也随之兴起。

在学术研究方面，国内外对健康环境和养生旅游有一定的研究，但是对以养生为目的的康养旅游的研究较少。本书以多学科的研究方法为依据，阐释自然环境要素对人类健康的影响机制，探究康养旅游的需求、特征及发展规律，为攀枝花康养旅游的发展提供理论基础，为地方政府发展康养旅游提供开发策略与发展思路。

本书通过对康养资源的评价、开发以及旅游产品打造的探讨，结合对攀枝花的旅游发展现状的研究，对攀枝花发展康养旅游的可行性进行了分析，同时提出了攀枝花未来发展的产业重心。

本书由六章组成。第一章梳理了国内外康养旅游研究现状，简述了国内外康养旅游目的地。第二章着重从旅游资源的特点、分类、调查与评价四个维度，解析了旅游资源。第三章阐明了大气、水、土壤等因素与康养的关系，详细分析了其他环境污染与人体健康、气候要素对人体健康的影响、地理环境对人体健康的影响、基于气候要素的康养地理空间分布等问题。第四章调研了攀枝花市概况、旅游发展现状和康养旅游发展概况。第五章考察了攀枝花市主要康养旅游资源，探究了攀枝花特色康养旅游资源竞争对比，评析了攀枝花市康养旅游资源等级，并对其开发价值做了评估。第六章研究了攀枝花市康养旅游市场需求、攀枝花市康养旅游资源开发策略。

本书注重将理论与现实密切结合起来，力求充分吸收相关研究的已有成果，采百家之长，能更好地体现康养旅游研究的现有最高水平和康养旅游资源开发的发展趋势。全书内容丰富，资料翔实，通俗易懂，饶有趣味，具有很大的学习参考价值，可供从事旅游的研究人员、旅游爱好者等参考，也可作为高校旅游管理专业师生的参考用书。

本书系2019年度攀枝花学院社科课题立项重点项目"文化强省视域下的攀枝花康养文化发展路径研究"（攀学院办〔2019〕6号）、四川省高水平研究团队"传统文化背景下攀西地区特色文化及应用研究团队"（四川省社会科学界联合会文件：川社联〔2017〕43号）、攀西民族文化研究中心（攀学院函〔2019〕115号）及攀枝花学院人文社科学院"民族旅游研究团队"资助项目成果。

本书参考并引用了大量的相关文献及资料，在此我们对相关作者深表感谢！由于作者学识与经验有限，加之时间仓促，难免有挂一漏万之处，恳请同行专家、广大读者不吝赐教，批评指正。

著　者

2020年3月

目录

第一章　康养旅游概论

第一节　国内外康养旅游研究现状

近些年随着环境污染的日益加剧，人们越来越多地重视环境质量、注重生命质量，健康养生更是成为人们关注的话题。随着收入的不断增长，人们对生活质量的要求也随之提高了，期盼更好的生存环境，想到环境更佳的地方度假。因此，人们的旅游方式已从简单的观光旅游，向以健康养生为目的的度假旅游转变，康养旅游也随之兴起。

一、康养旅游发展研究

康养旅游的基础条件是良好的自然环境，人来自自然，良好的物候条件可以减少人机体的病痛，使人更加健康；同时康养旅游地也要有丰富的文化资源，让游客可以在康养旅游地享受精神文化生活，达到心灵的放松，甚至是精神的寄托，使得灵魂没有纷扰，从而真正地享受环境、净化心灵。

（一）健康促进作用

自然界各项因素作用于人体后，经过机体的消化、吸收、分解、同化成为人体细胞和组织的成分，进而产生一定的能量，以维持机体的正常生命运动，影响机体的生理功能。选择到健康的水体、洁净的空气、舒适的气候、优美的环境区域进行康养度假旅游，能使这些自然因子更好地调节并保持人体与外界环境的相对平衡，达到健康和养生的目的。

康养环境能够增强机体对外界环境的适应能力和调节能力，使人体健康强壮，同时也能提高机体的防御功能。在康养旅游地，多种自然因子综合作用于整个机体，有助于改善机体的反应性。

康养环境对机体内分泌系统的影响以及对组织细胞的直接作用，可改善物质的代谢过程，促进能量与物质的交换，使组织器官的营养正常化，进而改善各组织器官的功能，使机体的组织、器官和系统功能最大限度地接近正常，从而增强机体的代偿功能。

(二) 保健作用

康养环境中的负氧离子能快速消除疲劳，进而提高工作效率，还可以杀灭细菌、病毒等对人体有害的物质，促进机体新陈代谢，帮助缓解心理压力，达到增强人体免疫力、延缓衰老、延年益寿的效果。

康养环境能有效促进人体各脏器的功能活动按正常的生物节律运行，实现人体生物节律的正常化。良好的环境景观可以调节大脑皮质和心理状态，消除精神紧张，稳定情绪，改善睡眠，增进食欲。

(三) 对亚健康和慢性病的治疗作用

亚健康并非一种疾病，主要是由长期的饮食不合理、缺乏运动、作息不规律、睡眠不足、精神紧张、心理压力大等造成的。慢性病多数是内因性代谢调节紊乱所造成的。外在环境不良所造成的疾病，需从调节代谢功能入手进行治疗才能有良好的效果。康养环境对亚健康和慢性病均具有一定的物理疗效。

康养环境能促进机体的碳水化合物、蛋白质、脂肪及水、电解质的代谢；有利于调节中枢神经，改善神经系统及大脑皮质的功能状态，帮助产生良好的心理状态；改善肺的换气功能，增加肺活量，促进气管纤毛摆动，增加其振动频率，提高呼吸系统绒毛的清洁工作效率，具有止咳、平喘、祛痰的作用；改善心肌功能，增加心肌营养，使周围的毛细血管扩张，皮肤温度增加，有助于改善高血压、冠心病、心绞、高脂血症等；还可以刺激造血功能，使红细胞、血小板增加，使异常血液成分趋于正常化，减轻贫血症。康养旅游地海拔一般较高，紫外线有杀菌和促进角质剥落的作用，有利于改善缺氧状态，加速局部血液循环，可以促进单核巨噬系统及白细胞的吞噬能力，从而达到抗菌杀菌的目的，并具有明显的镇痛作用。

（四）心灵放松和愉悦身心作用

我国适合康养旅游的区域一般在海拔较高的亚高原区，这些区域多处于少数民族集聚区，有丰富的少数民族文化，可以让游客有不同的文化体验。少数民族能歌善舞，游客可以参与其中，享受丰富多彩的民族文化。康养旅游的目的地能够满足游客的各种文化需求，帮助他们获得心灵的愉悦和精神的放松。

二、康养旅游资源

（一）康养旅游资源分类

对人体健康有益或部分有益的自然条件，均可以作为康养旅游资源。就小尺度来看，其综合自然条件对人体健康有利，就可以视为康养旅游资源，如溶洞具有局地小气候特征，空气中的负氧离子含量高，对人体健康有益，属于康养旅游资源。就大尺度来看，康养旅游资源主要分为以下四种类型。

1. 生态康养旅游资源

良好的生态环境对人的机体具有重要的医疗作用，茂密的森林和辽阔的草原具有独特的景观美学和医疗作用，是康养旅游资源的重要部分。森林和草原具有吸尘、降噪、改善空气质量等功能，负氧离子丰富，对康养有显著的作用。

2. 草原康养旅游资源

土壤层薄或降水量少的地区，木本植物难以生存，但草本植物可以较好地生长，如此，则形成了草原。我国是世界上草原资源最丰富的国家之一，草原总面积将近4亿公顷，占全国土地总面积的40%。

中国草原主要包括东北、蒙宁甘、新疆、青藏和南方五大草原区。我国著名的旅游草原区有若尔盖大草原、呼伦贝尔草原、锡林郭勒草原、鄂尔多斯大草原、伊犁草原、祁连山草原、甘南草原等。这些草原区不仅自然风光优美，有丰富的植被、水体、兽类和禽类，还有丰富的人文资源，有独特的民族文化、地方文化和游牧文化。

3. 森林康养旅游资源

2014 年我国第八次全国森林资源清查结果显示，全国森林面积为 2.08 亿公顷，森林覆盖率 21.63%，森林资源相对较少，森林覆盖率低，地区差异很大，全国绝大部分森林资源集中分布于东北、西南等边远山区，而广大的西北地区森林资源则非常贫乏。

森林中有益人体健康的因子很多，植物精气（植物杀菌素）和负氧离子丰富，可以改善呼吸和心血管功能，具有抗氧化的效果，对机体的免疫系统、内分泌系统、心血管系统、神经系统都具有诸多有益的影响。森林还具有杀菌、氧疗、防肿瘤、降低辐射等诸多保健养生的功能。森林内有丰富的物产，这些物产基本没有污染，可以作为有机食品，也有利于人体健康。

（二）水体康养旅游资源

水体环境包括水以及其中的溶解物、水生生物和底泥等，它们组成了生态系统或自然综合体。水是人生存的必需物质，而洁净的水体有利于身体健康。

1. 泉水康养旅游资源

自然降水渗漏到地下形成地下水，而地下水天然出露又形成泉水。根据泉水露头的温度，可以分为温泉和冷泉；按其矿物质含量，高于每毫升 1 克的称为矿泉。泉水水质一般都很优良，既是人类理想的水源，又具有极高的景观和旅游价值。许多泉水还具有一定的医疗价值，可以用于医治关节炎和皮肤病等，有助于保持健康、预防疾病。我国天然矿（温）泉水资源非常丰富，在全国各地均有分布，其中西藏、云南、福建为温泉密集区。

2. 湖泊康养旅游资源

我国的天然湖泊达两万余个，此外还有大量因水电开发和灌溉而建造的人工湖，这些湖泊主要集中在东部平原和青藏高原，以及云贵高原、蒙新地区和东北地区。其中，传统五大淡水湖泊有鄱阳湖、洞庭湖、太湖、洪泽湖和巢湖；另外，知名湖泊有兴凯湖、微山湖、洪湖、滇池、洱海、抚仙湖、千岛湖、西湖、五大连池、白洋淀、天池、青海湖、纳木错等。湖泊地区不仅风光宜人，物产丰富，还能改善周边的小气候，适宜人体康养和休闲。

（三）气候康养旅游资源

亚热带和暖温带的气候带，半湿润地区和半干旱地区的区域温、湿度适中，没有酷热和寒冷，最适宜人类生存，也适合康养度假旅游。我国适宜康养度假旅游的区域主要分布于秦岭以南和云贵高原区域，这些区域四季如春。具体的城市或旅游地有昆明、贵阳、承德避暑山庄、庐山等。

（四）人文康养旅游资源

自然康养旅游资源主要在物理性和生理性上对人的机体有有益的影响，如水体、空气、食物等方面。而人身体的健康仅仅是一个部分，人的终极目标是追寻快乐，快乐除了要肉体处于没有疾病的状态，还需要精神上的愉悦、社会的和谐。能够给人精神带来愉悦的、积极向上的社会环境、文化资源等，均可以作为人文康养旅游资源，如宗教活动、民俗文化活动、民族文化活动等。

三、康养旅游资源评价

地理因素、环境状况、人文环境和医疗条件的数量、丰富度、分布、组合等是评价康养旅游发展的潜在因素，区域内康养旅游资源直接影响着康养旅游的发展。

康养资源评价主要从以下五个方面进行：

（一）保健价值

不同类型的康养旅游资源具有不同的保健功效，可以按其类别进行评估。康养的指标一般要求达到该类型资源的最好状态，具体包括负氧离子、紫外线辐射、矿泉等。

（二）医学功能

之所以对康养旅游资源医学功能进行评价，主要是因其特殊因子对人体具有医疗的价值，如医疗矿泉对皮肤病有疗效，药膳对部分病症有改善的作用等。对医学功能的评价要以康养医疗的效果为判断标准。

（三）环境承载力

康养旅游者对康养地局部的康养环境与因子都将进行实际的消耗，从而影响康养旅游地的品质和康养价值。我们应按相应的康养旅游资源和性质确定其承载力，即同一时间内能接纳的康养人数的极限，一旦超出这个限度，康养环境必将被破坏或被污染，康养效果也将下降。如温泉的泡池不能无限量地接纳游客，溶洞洞穴也不可能容纳太多的人。

（四）康养旅游资源的特征

康养旅游资源受自然条件的影响具有一定的季节性变化，特别是许多自然景观，四季景观差异巨大，呈现规律性的变化。如某些山地夏季适合避暑，适合康养，而冬季却很寒冷，便不适合康养旅游。

（五）对康养旅游地的综合评价

对康养旅游地进行综合评价，要根据康养旅游资源的分布、组合等方面进行综合评判。其主要包括以下几个方面：地理因素，如纬度、海拔、温度等；环境状况因素，如生态环境质量、空气质量、饮用水水质等；当然，还要有良好的社会文化环境。

四、康养旅游开发

康养旅游资源是康养产业发展的基础，康养旅游开发是以康养环境为基础的，因此开发时既要将对人体有益的自然康养环境和重要的康养功能或医疗功效发挥出来，最终实现为人的机体健康服务，同时又要考虑康养旅游地的承载力和可持续性发展，这样才能发展好康养旅游。康养旅游资源的开发是一项系统性工程，要科学、合理地开发和利用康养旅游资源，发挥康养旅游资源的各种康养功能，在使康养旅游资源得到有效利用的同时获得适当的保护。

康养旅游资源开发必须遵循康养旅游发展的客观规律，综合考虑康养旅游资源的种类、康养的功能、价值、空间布局等诸多因子，科学合理地设置康养的接待设施，使康养旅游资源的功能产生最大效益，从而实现康养旅游资源的合理开发和利用。

（一）康养旅游市场

康养产业的发展将影响现代服务业的发展水平和经济结构的完善。发展康养产业对扩内需、促就业等方面具有重大的现实意义。康养产业属于健康服务业中的新兴产业，覆盖面广，产业链长，能推动体育、卫生、旅游、文化创意、金融服务等产业的有机融合，能对众多上下游产业发展产生强劲的带动效应。而我国适合康养旅游发展的区域，目前均属于欠发达地区，更应该科学快速地发展康养旅游。康养旅游该如何发展？首先应找准市场。那么，什么样的人群才是康养旅游的潜在游客？主要包括老年人群、中青年亚健康人群和追求生活品质的人群。

1. 养老旅游市场

人口老龄化加速催生养老的旅游市场空间。根据联合国教科文组织制定的标准，当一个国家60岁及以上的人口占总人口的比例达到10%，或65岁及以上人口占总人口的比例达到7%，即可称为"老龄化社会"；65岁以上的人口比率超过14%即为"老年型社会"。《中国老龄事业发展报告（2013）》的数据显示：2013年，老龄人口总数已经达到了2.02亿人，占总人口比重达到14.8%。预计到2050年，我国老年人口将超过4亿人，老龄化水平将超过30%。我国老年人口数量庞大，养老形势严峻，需求层次多样，全社会"健康老龄化"产生的巨大刚性需求亟待满足。老龄人对夏季避暑、冬季避寒，又适合养生的旅游产品需求旺盛，康养旅游地应针对市场需求开发长宿型（Long Stay）"异地养老"产品。

2. 亚健康旅游市场

亚健康是处于健康与疾病之间的临界状态，即未病，主要表现为：身心不适应感反应出来的症状，如疲劳、虚弱、情绪改变等；与年龄不相适应的组织结构或生理功能减退所致的各种虚弱表现；微生态失衡状态；某些疾病的病前生理病理学改变等。根据世界卫生组织的相关研究，我国健康人群占总人口数的比例较低，疾病状态人群占总人口数的比例与前者相当，较高比例的人处在"亚健康"状态。《黄帝内经》中早已提出"不治已病治未病"的防病养生谋略，这也是中医预防理论备受后世重视的原因之一。中医治未病的目的就是保证健康，延长人生命的期限，提高生活的质量。治未病是中医学预防思想的高度概括，其核心思想为：道法自然，平衡阴阳。人的生活起居在四时季节中必须顺应自然规律，人体的生理活动才能保持正常。"精神内守，病安从来。"精神因素引起的身心疾病是当代社会的多发病，所以，我们要重视心理保健在养生"治未病"中的作用。"饮食调理，以滋气血。"人的饮食应按不同体质而有所取舍，不要片面追求一饱口福。"强身健体，动静相宜。"经常进行体育锻炼，可以促使血脉流通、气机调畅，从而增强体质，预防疾病的发生。同时，要做到劳逸结合，使活动有益于身心。"增强正气，规避邪气。"培养正气，提高机体的抗邪能力，采取多种措施防止病邪侵袭。

适合康养旅游的区域处于亚高原，其环境氧分压、气压等比平原低，同时舒适度又高于平原和高原区域，低氧环境对机体产生有效刺激，机体组织、器官、系统均产生一系列的代偿性适应，心血管机能、呼吸机能、氧运输能力、代谢能力、免疫能力以及运动能力都得到提高，从而提高体质与健康水平，达到健身的目的。适宜的低氧锻炼可以治疗高血压、糖尿病、心脏病等慢性病，同时还可以改善高血糖、高血脂和高胆固醇。

3. 高端旅游市场

追求生活品质的人群对旅游地的基础生态环境质量和精神方面的旅游文化要求更加高。我国适合发展康养旅游地域的工业化程度较低，生态环境保护良好，空气质量高；也是苗族、布依族、侗族、土家族、彝族等少数民族的集聚区，是民族文化资源富集区，更加适合开展高品质的旅游活动。

（二）康养旅游资源开发

1. 开发原则

（1）独特性原则

康养环境的自然因子呈现地带性分布，康养地资源也存在地带性差异。康养的功能各具特色，需从不同的角度开发康养旅游，突出康养自然因子的特色和特征。要进行差异化和特色化开发，康养旅游地才能更好地发展。

（2）环境保护原则

康养旅游资源的开发对康养生态环境具有一定的破坏作用，在利用康养旅游资源的同时，必须重视对康养地区旅游资源与环境的保护，不能一味地只追求经济效益而不顾及环境效益，甚至造成环境破坏。要控制好康养地的人口容量，科学地计算其环境承载力，使康养旅游资源能够实现永续利用和持续发展。

（3）综合开发原则

进行康养旅游开发时，既要科学地分析康养环境的要素对机体的保健、恢复和医疗作用，同时，又要深入挖掘旅游地的人文旅游资源，在自然康养的基础上，合理利用人文资源，使得康养旅游地按照自然要素和人文思想上的综合原则开发，从而实现人们肉体和灵魂的双重康养。

2. 开发模式

康养旅游资源开发模式应以主要资源为主导进行合理开发，充分发挥主体资源的康养功能和价值。同时，要进行综合性开发，打造特色鲜明、文化丰富、接待设施齐全、服务完备的康养综合体。

（1）自然为主导的康养旅游开发模式

自然为主导的康养旅游开发模式，是以地质地貌、水体、气象气候和生物等自然地理要素为主进行开发，并力求最大限度地发挥主要自然康养资源的功能。如山地的景观较优美、小气候佳，可以将其开发成为山地型康养度假目的地；森林的植被、物产丰富，可以将其开发成为森林康养旅游目的地；温泉具有一定的医疗功能，可以将其开发成为医疗温泉式的康养旅游目的地；气候温润的区域可以发展成为避暑、避寒的康养旅游目的地等。自然类的康养旅游资源具备形态美、色彩美、动态美、声音美的特征，同时具有区域性、不可移动性、天然性、季节性、地带性等特点，应充分利用自然的物候性，开发有益人体康养的度假胜地。

（2）人文为主导的康养旅游开发模式

人除了自然属性外，还具有较强的社会属性。人不仅仅需要健康的体魄，还需要有心灵的归属和寄托，可以充分利用旅游地的人文资源，如历史文化、乡土人文、少数民族风情、民俗、宗教等资源，开发具有浓郁精神康养气息的旅游目的地。

3. 开发康养旅游产品

对康养旅游产品应该遵循旅游发展的规律和旅游市场的需求，进行分层次、成体系的科学打造。康养旅游产品可分为高、中、低端三个层次。低端产品以美丽乡村、自然观光为主题，打造"养眼"的观光系列基础产品；中端产品应以健康养生、运动康体等为主，打造"养身"的休闲系列重点产品；高端产品应以文化为主，打造"养心"的文化系列特色产品。这些产品按一定的比例配置，才能满足多层次的康养旅游需求，也才能打造成为理想的康养旅游产品。

五、国内外研究现状

（一）国内外康养旅游资源评价研究进展

1. 国外旅游资源评价方法研究

源自康德美学的"四个契机"是现代旅游资源视觉质量评价的基础，该理论认为对美学的评价受到人的主观感觉影响。Osgood 和 Grailk 对景观要素的组合进行了分类，在评价中特别重视景观资源的替代物选取，并高度重视语言描述的准确性。条件价值法（CVM）在旅游资源货币价值研究中所处地位较为重要，国外学者的研究表明，该方法有助于旅游职能部门进行管理和吸引公众积极参与。Hamison C 等和 Cosgove D 通过对旅游景观中具有特别意义的文字和符号进行研究，从而形成对文化价值以及他们的变化特征的研究成果。此外，旅行费用法（TCA）和享乐定价法（HPA）在旅游资源评价中也被得到广泛的运用。

2. 国内旅游资源评价方法研究

（1）旅游资源定性评价方法研究

①美感质量评价。美感质量评价法是从定性分析角度对旅游资源美学价值的评价方法。周永博、沙润、杨燕等（2011）提出了基于结构分析的旅游景观意象评价方法。

②综合性定性评价。卢云亭的"三三六"评价法在旅游资源评价中具有较大影响力，操作过程较为简单是该方法的优点。张敏（2005）采用此法对西藏林芝地区旅游资源进行了评价研究。

对旅游资源定性评价的方法通常还有"六字七标准"评价法、一般体验性评价法、王兴斌等级评价法以及旅游资源的人类文化遗产价值评价法、魏小安的综合评价法等。

（2）旅游资源定量评价方法研究

①专项单因子定量评价。专项单因子定量评价方法对于专项性旅游活动进行针对性研究评价。马治鸾（2010）对中国的成都市等12个城市气候资源采用专项单因子定量评价法，研究得出成都市气候资源的逐月分布特征。

②层次分析法（AHP）。程乾、付俊（2010）在层次分析法的基础上，结合模糊综合评判法，在古村落旅游资源环境评价的可靠性、客观性、准确性等方面有了较大提升。张秀卿、田东方（2011）结合旅游资源共有因子综合评价体系对阿尔山旅游资源进行了评价研究。

③德尔菲法（Delphi Method）。德尔菲法是一种直观预测方法，其独特的优势表现在于，可以针对研究对象被大量无法定量表达的影响因素包围时，另辟蹊径进行研究分析。于洪贤、宋红娟（2007）利用德尔菲法对中国三江自然保护区的乡村旅游资源、区域发展状况进行了科学评价和分析。

④模糊综合评价法。将旅游资源模糊因素量化处理，是模糊评价法最大优点，通过量化研究从而使旅游资源评价更具有科学性和客观性。黄震方、素林旺、黄燕玲等（2008）以江苏沿海湿地生态旅游资源为例，应用模糊综合评价法，对江苏海滨湿地进行了评价。李会琴、王林、唐嘉耀

(2009) 以模糊综合评价法对山西中阳县进行了实证研究，并提出了该县的开发策略。

⑤指标评价法。该方法是较为常用的量化研究方法，可以客观地评价影响因子的得分水平以及因子的重要程度，进而对评价项目的状况做出评判，该方法主要用于评价影响因子较多的研究对象。孟令义、王岩、张亚楠等 (2010) 以我国黑龙江森林旅游的重点项目汤旺河林业局为例，采用指标评价法进行了综合性评价分析。

⑥国标评价法。国标评价法通用性强，且容易掌握和操作，对旅游资源评价也具较强的参考意义，但是其也有一些不足之处。王良健 (2006) 从评价结果的公正性出发，认为针对自然和人文类旅游资源的不同特征，应分别构建相应评价体系。

(3) 综合评价方法研究

鉴于定性评价与定量评价各有不足之处，如何将定性与定量方法相互结合，优势互补，是旅游资源评价方法发展的主要方向。张景群、陈诚、张兆胤等 (2006) 对子午岭自然保护区的旅游资源与发展条件运用定量和定性相结合的方法进行了科学评价和分析。龚明权、马寅生、田明中等 (2009) 采用定性评价和定量评价相结合的方法并对黄河壶口瀑布国家地质公园各景区旅游资源状况进行了评价，获得较好效果。

3. 康养旅游资源评价方法研究

国内针对康养旅游资源评价的研究较少。《四川省康养旅游规划 (2015-2025)》中从康养条件（地形海拔、气候、环境状况）与特色瞭养资源（中医药养生、温泉养生、盐卤养生、膳食养生、宗教文化养生、民俗民间文化养生）两大方面进行了资源评价分析。刘妍、何小东、马锐等 (2015) 在梳理了四川省康养旅游资源的基础上，通过十三项评价因子和赋值标准，构建了康养旅游资源综合评价指标体系，创新性确定了康养旅游资源定量研究的方法。李后强、廖祖君 (2015) 提出"六度理论"的生态康养衡量指标，将温度、湿度、优产度、洁净度、高度、绿化度这六要素作为研判一个区域是否适合发展生态康养产业的重要依据，认为攀西地区在这六个方面的指标表现良好，对于发展生态康养产业意义重大。

（二）国内外康养旅游资源开发研究进展

1. 国外康养旅游资源开发研究进展

国外康养旅游发展较早，十四世纪初温泉疗养地的建立是健康旅游最初的发展形态。针对健康旅游概念，当时的研究认为，能够使自己或者家人获得身心健康的任何旅游方式都可称为健康旅游。当前，旅游研究的学术界针对健康旅游尚无统一定义。澳大利亚学者 Bushels（2000）通过大量的实地调查研究，提出健康旅游是借助某些医学治疗的旅游服务从而使旅游者身体得到健康、放松，工作压力得到缓解的一种旅游方式。在 Henderson（2001）的研究中，将现代健康旅游活动分成三种类别，即温泉浴及选择性治疗、整容性手术和医疗为目的的旅游活动。

2. 国内康养旅游研究进展

中国旅游业起步较晚，国内几乎没有明确针对健康旅游的理论以及实证研究成果，较多是在生态旅游、健康旅游、体育健身旅游等相关方面的研究中涉及保健、医疗、康复疗养等旅游的健康服务功能。近几年，学术界才逐渐聚焦于康体旅游问题的研究。

（1）国内健康旅游概念的探讨

罗明义（2001）在《现代旅游经济学》一书中阐述了康体旅游的基本概念，将其界定为系列性能够改善与提升旅游者身体健康素质的旅游型活动。王艳、高元衡（2007）从宏观及微观的角度分别剖析了健康旅游的内涵，认为健康旅游能够使旅游者的身体和内心得到改善和提高，并将健康旅游分为四种类型。郑利的《旅游健康学研究》一文从旅游活动的特性出发，对旅游健康资源和旅游健康管理等相关概念进行了定义。

（2）医疗保健旅游研究

郭鲁芳、虞丹丹（2005）认为，可以通过森林旅游、疗养旅游、体育或宗教旅游等旅游活动形式来缓解人们生活中的工作压力，消解人们的亚健康状态。叶烨（2005）认为与传统旅游形式相比，医疗旅游在满足一定的旅游需求的基础上，更注重满足旅游者的个性化、多元化的医疗与护理需求，使旅游者在治疗与护理过程中得到更多关怀、照顾。

（3）区域性健康旅游目的地开发进展

近年来，随着国民收入水平提高，健康旅游进入快速发展通道。四川省推动了"九寨沟健康旅游"项目；广西长寿之乡——巴马紧紧围绕生态、健康、长寿为核心推动旅游发展；云南省以"神奇迷人彩云南，健康安全旅游地"为宣传口号大力推广云南旅游的健康文化内涵。2007年云南德宏将德宏天然氧吧与健康旅游结合，推动康体旅游项目开发。刘妍、何小东、马锐等（2015）从康养资源的性质与类别的角度提出了康养旅游的不同开发模式，分康体型、康疗型和养老型三大类别和两个层次十种产品类型，提出大峨眉、大成都和大攀西地区分别为"康体型""康疗型""养老型"核心的康养旅游区；将大川南、大巴山、川西北归属于重点康养旅游区；而将大香格里拉旅游区归属于限制性康养旅游区。

（三）国内外康养旅游研究进展综合评述

纵观国内外对旅游资源的评价相关理论研究可以看出，定性分析与定量分析相结合，是旅游资源评价的重要手段。目前，单独针对康养旅游资源进行评价的甚少，且主要集中于四川范围内，以2015年的研究成果为主。

从康养旅游资源的开发研究可以看出，康养旅游资源开发或者说健康旅游资源的开发，随着人们生活方式的变化而产生不同的形式；不同的城市根据不同的自然资源、人文资源条件，有不同的开发模式。

六、康养的经济学分析

（一）环境污染及其损失的经济理论分析

1. 环境污染的经济特征

（1）环境污染的公共性

当某一资源没有明确的产权归属时，或者是共有产权，即人人均拥有产权并且能获取时，资源被过度使用的风险也就大大提高了，如公海渔业、公共牧场等。而环境污染具有公共性，虽然它是人们厌恶的物品，但是环境污染产生后，在同一区域的所有人都无法避免，如近些年的空气污染现象雾霾，只要是在开放的户外空间，人人都会有吸食雾霾的可能。

（2）环境污染的外部性

当个人或企业的消费或者生产在没有得到另外的实体许可或者补偿的情况下就进入这个实体的效用函数或生产函数中时，就会产生外部性。环境污染产品对人们的生产、生活和身体健康都将产生负面影响，由此造成公共福利的损失，具有负的外部性，如钢铁企业的固体废物排放污染水体，石化企业的有毒气体排放污染大气等。

（3）环境污染公共物品的非排他性和非竞争性

环境污染公共物品具有非排他性和非竞争性：环境一旦污染，将会影响该区域每个人的身体健康，如果要避免这个问题，则需花费很高的费用，例如选择异地度假；该区域人员的增减并不影响每个人的健康受损程度，其边际效应为零。环境物品具有非排他性，就是说每个人都可以享受好的环境而不付费，形成"免费搭车"现象。而环境污染的治理投资巨大，边际成本为零，导致投资无法回收，私人和企业均不愿意投资治理环境，按帕累托最优理论，其结果只能是导致对环境污染治理的投资严重不足，污染也越发严重。因此，环境公共物品只能由政府提供，其消费的非竞争性也将使资源配置更有效率。

（4）环境污染的不确定性

环境污染的不确定性，首先表现在产权的不确定性。产权的明确是保证市场机制有效运行的基本条件。环境资源的产权难以界定，个人和企业会为了自身利益最大化而过度污染环境，造成"公共的悲剧"。环境污染的不确定性，其次表现在信息的不确定性。个人或企业都是污染者，但谁污染的更多，这是难以确定的，其信息也是无法收集的。在治理环境污染时，无法针对具体的个人或企业进行惩处。

2. 环境污染的经济原因

（1）环境污染中的市场失灵

市场通过价格手段把分散的、多样化的社会需要进行公平交换，在自由竞争的市场中，商品可以通过市场获得有效配置，实现帕累托最佳状态。商品是人们可以从中获益且愿意得到的东西，如超市销售的食品等；而厌恶品会对人们造成损害，是人们不愿意获得的东西，如环境污染。对于环境物品而言，如果它的价格难以准确地促进社会的愿望和约束，就会导致市场失灵。因此，环境污染不具备市场所需要的基本条件，如果单纯依靠市场机制的调节，是无法实现资源的有效配置的，这样一来就会导致市场失灵，甚至会引起环境污染状况的恶化。

（2）环境污染中的政府失灵

对于环境污染，政府可以通过行政手段，或制定相应的法律法规来纠正市场失灵，但这些手段并不一定是有效的，政府的手段和具体行动并不能增进效率或公平。当生产者的边际成本低于生产要素的成本，将出现生产要素的过度使用并不带来效益或者会表现出无效率。这将直接引发环境的污染或者是因资源的过度开发而导致的退化现象，此时便会出现政府的失灵，而此现象的出现，主要还是体制或政策的原因造成的。

市场失灵和政府失灵，将会导致环境污染加剧，人们的生产、生活和健康也会因此蒙受巨大的经济损失。

3. 环境污染健康损失的经济分析

环境污染不仅会对健康造成不同程度的影响，也将给个人经济状况造成损失。人们为了获得健康或者是更加健康，愿意为健康环境买单，这就使得健康环境成为商品。我们可以定义个体对健康的生产函数，推算与健康状态变化相联系的个人健康状况的不同货币价值，即健康的经济损失。

个人为了健康愿意为更好的环境支付费用。当医疗费用越来越高，但对改善健康状况不佳时，个人愿意支付更多的费用来为环境质量买单，从而保证自身更加健康。

4. 环境污染经济损失的支付意愿

支付意愿（Willing to Pay，WTP）是指消费者愿意支付一定的费用，购买一定数量的消费物品或劳务，即个人愿意给予的特定事物的补偿。支付意愿是比较主观的价格评判，是特定物品或劳务的个人估价而已。在环境质量研究中的公共物品需求分析或者是环境经济影响评价里，支付意愿被广泛应用。当产权缺失时，需要环境的改善来弥补，以及消费者在进行环境消费时，有义务支付费用来防止环境的退化。因此，消费者在享用优美环境时应该愿意支付一定的费用来改善环境，特别是在现有污染较严重的情况下，康养旅游者需要有较高的支出才能享用康养环境。

条件价值法（Contingent Valuation Method，CVM），是对环境等具备无形效益的公共物品进行价值评估的方法。一般采用问卷调查方式，设定一定条件的经济行为，考察消费者购买某种商品或服务时所愿意支付的费用金额，并进行计量。

（二）环境污染造成的损失研究

1. 分析方法

（1）相关分析

相关分析（Correlation Analysis），主要是研究两种或多种现象之间是否存在一定的相互依存关系，并探讨其相关方向以及相关程度的大小，是统计随机变量间线性关系的分析。

（2）回归分析

回归分析（Regression Analysis）是确定两种或两种以上变量间相互依赖的定量关系的一种统计分析方法，是研究变量间因果关系的统计法。其步骤是，测定变量间数量的一般变化关系，然后确立合理的数据模型，推断变量的未来发展趋势，最后进行检验和判断。

（3）SPSS 软件

SPSS（Statistical Product and Service Solutions）统计产品与服务解决方案是由美国斯坦福大学诺曼·聂（Norman H. Nie）、哈雷·赫尔（C. Hadlai Hull）和戴尔·本特（Dale H. Bent）于 1968 年研究开发成功，目前应用于自然科学、技术科学、社会科学等各个领域的统计学分析运算、数据挖掘、预测分析和决策支持等。

2. 主要环境污染物与健康的关系

目前，我国纳入统计的主要环境污染物有工业废气和工业固体废物。近年来，我国的农药和化肥过度施用，导致水体、土壤、空气均遭到不同程度的污染，这些污染物部分迁移到人体，对人体健康造成危害，人均卫生支出费用与主要污染物的排放量几乎同比增长。

人均卫生支出费用与工业废气排放量、工业固体废物产量、农药施用量以及化肥施用量等主要污染相关关系的分析结果表明：人均卫生费用与之具有显著的相关性。这也充分说明，环境污染会导致健康损害和经济损失。

（三）环境污染造成的直接经济损失

1. 环境治理的经济损失

我国 2001 年的国内生产总值（GDP）为 110270.4 亿元，到 2014 年，GDP 达到 636138.7 亿元，增长了近 6 倍。治理环境污染的投资分为老工业污染源治理、建设项目"三同时"（同时设计、同时施工、同时投产使用）、城市环境基础设施建设三个部分。2001 年环境治理总投入 1166.7 亿元，2014 年环境治理总投入 9575.5 亿元，增长了近 9 倍，大于 GDP 的增速。我国在大力发展经济的同时，也在花大力气进行环境治理，每年的环境治理费用约占 GDP 的 1%~2%。

环境治理的投入与 GDP 相关性的分析结果表明：两者具有显著的关联，这也说明，我们一直都在走"边发展，边污染，边治理"，甚至是"先污染，后治理"的老路。

2. 卫生支出的经济损失

我国卫生总费用统计口径包括政府卫生支出、社会卫生支出以及个人卫生支出。我国在 2000 年的卫生总费用为 4586.63 亿元，到 2014 年，卫生总费用为 35312.4 亿元，增长了 7.7 倍，大于 GDP 的增速。近 15 年来，我国卫生总费用约占 GDP 的 4%~6%。卫生总费用与 GDP 相关性的分析结果表明：两者间具有显著的关联。

3. 个人卫生费用支出的经济损失

2000 年，我国人均 GDP 为 7902 元，到 2014 年，人均 GDP 已达到 46629 元，增长了 6.9 倍；2000 年，我国人均卫生费用为 361.9 元，到 2014 年，人均卫生费用已达到 2581.7 元，增长了 7.1 倍。十余年来，人均卫生费用占人均 GDP 的比例在 4%~6% 浮动，略有增长。人均卫生总费用与人均 GDP 相关性的分析结果表明：两者间具有显著的关联。

（四）环境污染造成的生命质量损失

环境污染会对国民经济造成直接影响，如环保治理直接投入费用因环境污染增加。对公民个人而言，除了会造成直接的经济损失，如疾病的治疗费用外，还包括间接经济损失。间接的经济损失主要有环境污染造成的慢性疾病，并由此给生活、工作和学习造成的诸多不便。这一系列问题都会使整个生命质量有所下降。

1. 生命质量

生命质量（Quality of Life）是人类在生命活动过程中的生活质量的统称。它按一定的社会标准来衡量和评价人们个体生命的自然素质的质量状态，即衡量和评价生命存在的生理功能状态，帮助判断人是否能够去度过愉快、健康和有意义的生活。而从医学的角度，生命质量则表示的是个人的机体在疾病或其他因素的影响下，对生理、心理和社会功能等健康状况的客观评价和主观满意度的综合反映。

2. 环境污染对生命质量损害的判别

环境要素、生活、遗传以及社会心理等因素均有可能对人体健康造成损失；就个人而言，由于其在年龄、性别、职业、体质等方面有差异，其健康损害的表现也是千差万别的。要判别健康损害和环境污染间的因果关系，应先对环境污染的主要因素、特定的污染物对机体健康损害的统计学关联性进行因果判别。

一是环境污染导致健康损害因素的判别。健康人体长期暴露在一定浓度条件下的污染环境内，如居住地部分污染物浓度异常以及长期接触某些污染物，且同一地区人群因该污染物而导致患病异常，则能确定此污染物会造成健康危害。

二是因环境污染要素引发的机体健康损害时间关系的判别。环境污染与健康损害的因果关系确定后，人体暴露在环境污染物的环境内，若污染物浓度发生变化后，机体的健康损害也随之改变，就表明二者间确实存在因果关系。

3. 生命质量的损失

环境污染造成生命质量的损失（Quality of Life Losses by Pollution），是因环境污染而引发疾病，从而导致个人机体的生理、心理等不适，如雾霾天气影响呼吸系统和造成心情郁闷，重金属造成器官癌变等。

环境污染后直接造成的经济损失主要有以下方面：医疗费，包括环境污染后个人的诊疗费、医药费、住院费等费用；误工费，主要指环境污染后，个人因无法从事正常工作或劳动而无法获得收入的费用；护理费，是指环境污染后，个人丧失行动和自理能力而导致生活不能自理，需要雇用他人照料而产生的费用；其他费用，比如交通费、食宿费等费用。另外，还包括因环境污染而导致的受害人精神健康的损害，如长期生活在雾霾气候条件下，可能将导致受害者精神郁闷，严重者可能导致抑郁症。

七、康养环境与康养旅游的支付意愿研究

（一）资料来源

为了使研究更加科学合理，我们按支付意愿设计了问卷调查表，进行了康养环境和康养旅游的支付意愿方面的问卷调查。调查点设在成都市区、米易县贤家村（米易县冬季康养重要接待点，接待规模3000人）以及攀枝花市仁和区西蜀阳光花园大酒店（仁和区冬季康养重要接待点，接待规模1200人）。

我们主要从康养环境的认识、环境对健康的危害、愿意为环境花费的支付意愿，以及因环境需要产生的康养度假旅游、异地康养房产购买的意愿等进行了详细的调查。调查的内容主要包括：基本情况，如性别、年龄、文化程度、收入等；对康养环境的认识、环境对健康的危害、愿意为环境花费的支付意愿；因环境因素决定的康养度假旅游、异地康养房产购买的支付意愿等进行了详细的调查。每个调查点发放了300份问卷，三个调查点共900份，经过筛选后，成都回收有效问卷259份，米易县贤家村271份，攀枝花市仁和区西蜀阳光花园大酒店263份，总计有效问卷793份，有效率为88.1%。

（二）结果分析

1. 基本情况

在793份有效问卷中，男性472名，占59.5%；女性321名，占40.5%。平均年龄63岁，最大89岁，最小17岁；60岁以上人有533人，占67.2%；人均月收入为3536元。

2. 对环境与健康关系的认识

在问卷中，首先询问了被访者对环境与健康之间关系的看法，93.4%人认为环境对健康具有影响，2.4%的人说不知道，其他4.2%的人认为没有关系。据此，绝大多数人都认为环境对健康有影响。但具体哪些环境对健康有影响，被访者难以说清楚。大多数人认为空气是最重要的因素，占比高达96.3%；其次是水，约占81.0%；而认为土壤和花粉对健康有影响的人分别占19.5%和15.6%。这一结果表明，民众对康养环境的认知还处于初级的认识阶段，可能主要受到媒体报道的影响，如可能由于近年来媒体对空气污染的报道较多的缘故，大多数人认为空气是影响人体健康的重要因素。

3. 康养环境的支付意愿

被访者每年因环境污染而造成的疾病花费为100元至500元（不包括500元）的占44.6%；500元至1000元（不包括1000元）的占34.7%；而超过1000元和低于100元的，约占20.7%。同时，年纪越大，因环境污染所蒙受的经济损失越多。

在愿意改善自己环境支付意愿的调查中，愿意花费在100元以内的人约占53.7%，愿意花费100元至300元（不包括300元）的人约占38.1%，而愿意花费超出300元的人仅占8.2%。这充分说明，对于作为公共物品的环境，群众的支付意愿是较低的。

人群的收入越高、文化程度越高，就越愿意花费更多的费用去改善环境。而在这之中，老年人的支付意愿是最低的，当询问其缘由的时候，部分人给出了非常有趣的答案，同样也发人深省：我们活不了多久，也管不了这么多了。这也反映出民众对于环境污染的不作为，以及对于公共物品，群众想要"搭便车"的心理。

4. 康养旅游的支付意愿

在是否会因为环境的因素而愿意选择到环境更好的地方实现康养度假旅游的调查中，88.5%人选择愿意，无所谓的约占8.3%。在选择愿意的人中，收入越高，对康养旅游的诉求越多。在询问康养旅游的支付意愿的选项中，大多数人选择3000元内/月，约占40.6%；2500元内/月的消费者占23.2%；也有少部分选择7000元/月以上。这和消费者的收入有着直接的相关性。

在米易县和仁和区的调查中，被调查人群都是现实的康养旅游者，他们都是异地到攀枝花市来康养度假的游客。这部分游客对康养旅游的真实支付在2500~3500元/月，目前，攀枝花提供的康养消费产品大多在这个范围内。但是在调查中，还是有部分游客期望有更好的产品，并愿意支付5000元/月以上。这部分游客对康养房产也很感兴趣，调查结果显示，61.2%的游客对50~70平方米的康养旅游房产感兴趣，大多数人希望价格在30万元内。这也说明，康养旅游只是一种度假旅游的模式，比较而言，人们更愿意长期居住在环境好的区域，但是其价格必须在其承受的范围内，也就是说康养旅游与人的收入密切相关。

第二节　国内外康养旅游目的地简述

一、国内康养旅游目的地

（一）武当山太极湖

1. 简介

武当山太极湖生态文化旅游区由太极湖新区和太极湖旅游区组成，太极湖新区重点发展旅游发展中心、武当国际武术交流中心、太极湖医院、太极湖学校和高档居住区等项目，太极湖旅游区包括旅游度假板块、水上游览板块和户外休闲板块，重点建设太极小镇、武当山功夫城、老子学院、山地运功公园、武当国际会议中心等项目，是集旅游观光、休闲娱乐、养生养老、度假于一体的综合度假区。

2. 旅游特色

依托武当山的道教文化和良好的生态环境发展养生养老、健康度假产业。依托道教、佛教等宗教文化资源，打造集宗教文化养生体验、养生教育、休闲度假、养老等于一体的综合度假区，该类型一般多分布在旅游景区或景区周边，有悠久的历史和深厚的文化基础。

（二）浙南健康小镇

1. 简介

小镇位于浙江省龙泉市兰巨乡，背靠国家级自然保护区龙泉山，是长寿龙泉第一乡，是好山好水好空气的齐聚地，同时食药材资源极其丰富，是健康食养、药养绝佳福地。利用其得天独厚的生态条件和长寿特色，发展农业观光、健康餐饮、休闲娱乐、养生度假等多功能的健康长寿小镇。

2. 旅游特色

挖掘长寿文化，从食养、药养、水养、文养、气养五方面发展长寿经济。依托长寿文化，大力发展长寿经济，形成食疗养生、山林养生、气候养生等为核心，以养生产品为辅助的健康餐饮、休闲娱乐、养生度假等功能的健康养生养老体系。

（三）灰汤温泉小镇

1. 简介

小镇位于湖南省宁乡市灰汤镇，总面积 48 平方千米，泉水水温高达 89.5℃，是中国三大著名高温复合温泉之一，已有 2000 多年的历史，温泉区占地 8 平方千米，温泉水量丰富。

现结合温泉发展"温泉+"产业，已开发建设温泉酒店、温泉游泳馆、高尔夫练习场等各种休闲设施、疗养体检中心等，是集温泉养生、运动休闲、会议培训、健康体检丁一体的温泉小镇。

2. 旅游特色

天然温泉资源是项目核心亮点，同时以温泉为基础，发展温泉酒店、温泉会议、温泉运动等特色产业，形成健康、养生、休闲娱乐等温泉养生特色小镇。

（四）大泗镇中药养生小镇

1. 简介

小镇位于江苏省泰州市大泗镇的中药科技园，占地 1240 亩，总投资 4 亿元。该园以中药材种植为中心，产学研相结合的示范性中药科技园。小镇以中药科技园为核心，打造"1+3+X"的发展体系。"1"为中药科技园，"3"指休闲娱乐、中药养生、医疗器械产业三大健康产业，"X"为舞台文化、养老、生态农业等多个配套产业，打造中药文化、养生文化、旅游文化的平台。

2. 旅游特色

以原生态环境和高质量老年客户为基础，建设颐乐学院和雅达国际康复医院为核心配套，形成居医养的特色养老体系。依托医药产业/医药文化基础，推动健康养生、休闲度假等产业发展的医养特色小镇。

（五）平水养生小镇

1. 简介

小镇位于浙江省绍兴市平水镇，境内青山叠翠，千岩竞秀，生态环境迷人，文化底蕴深厚，以建设"养生特色小镇"为发展目标。积极培育和引导养生养老产业项目，吸引了国际度假村项目、中药养生会所项目、仙人谷养生养老项目等先后落户小镇，为小镇健康养生养老、休闲旅游提供了条件。

2. 旅游特色

依托原生态的自然环境发展健康养生、休闲旅游等生态养生产业。以原生态的生态环境为基础，以健康养生、休闲旅游为发展核心，重点建设养生养老、休闲旅游、生态种植等健康产业，一般分布在生态休闲旅游景区或者自然生态环境较好的区域。

（六）绿城乌镇雅园

1. 简介

项目位于浙江乌镇，依托原生态自然环境，为高质量的老年群体建设有养生度假酒店、医疗公园、国际养老护理中心、颐乐学院、养老居住等功能板块，打造的集健康医疗、养生养老、休闲度假为一体的特色养老小镇。

2. 旅游特色

原生态环境和高质量老年客户基础，建设颐乐学院和雅达国际康复医院为核心配套，形成居医养的特色养老体系。有一定的环境资源，同时拥有有一定经济实力的老年群体，为老年人打造集养老居住、医疗护理、休闲度假为主要功能的养老小镇。

二、国外康养旅游目的地

（一）瑞士蒙特勒

1. 简介

蒙特勒（Montreux），瑞士沃州的小镇，位于日内瓦湖的东岸，以气候舒适的度假胜地闻名。是个田园诗般的小城镇，被称为"瑞士的里维埃拉"。蒙特勒是著名的羊胎素美容圣地，这种活细胞注射疗法吸引了无数名流。古朴的风情也令许多欧洲皇家及显达人士喜欢到这里度假。

针对健康疗养的高端服务需求的市场，蒙特勒充分发挥城市自身资源优势和医疗技术力量，发展成为支柱的旅游产业。其医疗机构的分布和建设与城市自然风景和人文资源交相呼应，形成了医疗、度假、养生、旅游的完整服务链。

2. 主要旅游景点

（1）莱芒湖

莱芒湖又称日内瓦湖（lac de Genève），是西欧的重要湖泊，莱芒湖略呈新月形，湖北岸和东西两端分属瑞士沃州、瓦莱州和日内瓦州，南岸则属于法国上萨瓦省。

（2）西庸城堡

西庸城堡（Château de Chillon）是一座瑞士的中世纪水上城堡，位于蒙特勒附近的维托（Veytaux）镇。城堡历史悠久，坐落在莱芒湖东端的小岛上，由一座廊桥与岸边相连。

城堡内的中世纪古迹相当丰富，16世纪被伯尔尼占领。18世纪以后，成为沃州政府财产。御塔楼、军火库、公爵居所、纹章大厅、礼拜堂等。地下室设有监狱，1530年至1536年间，日内瓦的独立主义者弗朗索瓦·博尼瓦（François Bonivard）曾被囚禁在此，后来英国诗人拜伦（Lord Byron）写成了著名长诗《西庸的囚徒》，歌颂自由，城堡因此声名大噪。

（3）罗什德内山

罗什德内（Rochers-de-Naye）是蒙特勒东部的一座山峰，海拔2042米。山上设有罗什德内土拨鼠乐园，乐园内饲养了多个品种的土拨鼠。附近有可以观测到日内瓦湖全景和欧洲最高峰勃朗峰的观景台。

（4）静港医疗中心

静港医疗中心是瑞士抗衰老医疗服务设施的杰出代表。作为全球著名的抗衰老专业机构，其独特的羊胚胎素活细胞疗法吸引了来自世界各地的客户，包括已故前南非总统曼德拉以及法国影星阿佳妮等众多名人明星，为瑞士静港赢得了世界范围的声誉。

（5）圣樊尚教堂

圣樊尚教堂（Église St-Vincent）位于蒙特勒中心城区东南不远处，为纪念当地的守护神而建。教堂采用了石灰石和砂岩构筑而成，而这些材质在修建之时通过极为艰苦的方式辗转运抵这里。

（二）印度浦那

1. 简介

浦那是印度西部城市，在孟买东南140公里，是马哈拉施特拉邦（Maharashtra）第二大城市，印度马哈拉施特拉邦经济、文化和交通中心。温和的气候使它成为受欢迎的游览胜地。也是印度重要的学术及研究中心，号称"东方牛津"。城内有著名的 Magapatta City 软件园和塔塔汽车公司。此外浦那也有世界心灵静修之都之称，极具争议的奥修国际静修中心和著名的艾扬格瑜伽总院都在这里，年游客量约 20 万。

2. 主要旅游景点

（1）阿迦汗宫

阿迦汗（Aga Khan）宫是浦那历史上的里程碑，位于距海滨花园（Bund Garden）2 公里处的 Yerwada 内。这个曾经的个人宫殿在 70 年代被献给了国家，有标志性的意大利拱门和宽敞的草坪。印度著名政治家甘地和他的妻子曾被英国人囚禁在这里，其妻子去世并被埋葬于此，宫殿的后花园里还有她的陵墓。

（2）拉贾·凯尔卡尔博物馆

拉贾·凯尔卡尔（Raja Kelkar）博物馆位于浦那古城中心，它是一个名叫丁卡尔·科尔卡（Dinkar Kelkar）的人和他的妻子的私人珍藏，博物馆以其早逝的独子 Raja 的名字命名，在 60 年代的时候捐赠给了国家。这里的馆藏基本上可分成 32 类，包括古代手稿、服饰、器皿、珠宝、武器等，这里的古器保存完好、陈列美观。

（3）沙尼瓦瓦达宫

沙尼瓦瓦达宫（Shaniwar wada）是佩许瓦司（Peshwas）时代的皇家住宅，由佩什瓦（Peshwa）二世阿贾耶（Bajirao-I）建于 18 世纪。整个建筑为木质结构，带有美丽的雕刻和绘画。这里后来成为了政治权力中心的根据地。后因两次火灾焚毁了大部分建筑，并无大宫殿保留下来。

（4）避暑山庄

浦那被沙雅德里山脉（Sahyadris）山所环绕，山上修建了各种避暑山庄。其中最著名的为默哈伯莱什（Mahabaleshwar）。默哈伯莱什在 1829 年由英国人所建，位于沙雅德里山脉（Sahyadri）山的中心地带，山庄之内有一个供奉湿婆神的寺庙。山庄海拔 1372 米，距浦那中心 120 公里，景色壮观。马泰兰（Matheran）避暑山庄也因其森林、瀑布、卓越的动植物群系和受季风影响的季节性美景深受远足者喜爱。罗纳瓦拉（Lonavala）和肯达拉（Khandala）是沙雅德里山脉山西坡的两个小山庄，它们相距 5 公里，横跨孟买-浦那公路，海拔 625 米，距浦那约 70 公里，其风景以山湖瀑布为主。

（5）艾扬格瑜伽总院

艾扬格瑜伽总院（拉玛玛妮艾扬格纪念瑜伽学院）是瑜伽大师艾扬格创办的瑜伽学院，学院内活动以瑜伽教学和身体治疗为主。该学院以印度瑜伽文化为基础，衍生各类哲学、静修、身体疗养以及社区交友等活动，形成了具有特色的度假旅游体验产品。

（三）美国太阳城

美国太阳城（Sun City）位于亚利桑那州，凤凰城西北 12 英里，是美国较大的专供退休老人居住和疗养的社区。常住养老客群 14 万人，有老年会所、学校、医院等完善养老配套。全年 312 天能接收到日照。占地 37.8 平方公里，其中陆地 37.6 平方公里，水域 0.2 平方公里。项目于 1960 年开始建设，经过 20 年的发展基本建成。由于居住该区域的退休人员越来越多，70 年代末开始建造 Sun City West；90 年代末建造 Sun City Grand；1999 年建造 Sun City Anthem；2006 年 7 月建造 Sun City Festival。社区内阳光充足、气候好、适宜老年人居住；设计合理、以方便老人为第一宗旨。

20 世纪 50 年代，太阳城本来是一片半沙漠的棉田，经开发建起了住宅。后因来这里度假的老人逐渐增多，开发商将社区目标用户定为老年人。20 世纪 60 年代之前，这里建了些仅供 55 岁以上退休老人居住的样品房，同时修建了疗养、医疗、商业中心及高尔夫球场等老人娱乐配套设施。由于房价低、环境好，一经推出，供不应求。如今，这个城市无论是在面积还是人口上，依然在快速增加。太阳城中有多种住宅类型，以独栋和双拼为主，还有多层公寓、独立居住中心、生活救助中心、生活照料社区、复合公寓住宅等。房前屋后，常年绿荫如盖，鸟语花香，尤其是新开发的西南部新区，专供退休的公司主管和老板居住。独栋别墅位于高尔夫球场周围，空气新鲜，且方便居民运动。

（四）墨西哥坎昆

1. 简介

坎昆（Cancun）是墨西哥著名国际旅游城市，位于加勒比海北部，墨西哥尤卡坦半岛东北端，是加勒比海中靠近大陆的一座长 21 公里、宽仅 400 米的狭长小岛。整个岛呈蛇形，西北端和西南端有大桥与尤卡坦半岛相连，隔尤卡坦海峡与古巴岛遥遥相对。该城市三面环海，风光旖旎。坎昆的海滩是世界公认的十大海滩之一。

坎昆目前常住人口 80 多万，有 140 多家酒店、26000 间客房，年接待游客超过 1000 万人次，旅游总收入超 80 亿美元。坎昆市接待的国外游客人均停留时间达 5~7 天，人均消费 2000 美元以上。坎昆具有海滨休疗必需的 3S 体系，并拥有高端滨海休闲度假、玛雅文化体验、国际会议等功能支撑。坎昆的旅游产业体现了古老文明和现代休闲有机结合。在开发度假设施的同时，发掘和整合当地的传统文化（以玛雅文化为中心）旅游资源来丰富和提升度假旅游产品。

2. 主要旅游景点

（1）女人岛

女人岛（Isla Mujeres），因早年西班牙人在岛上发现多座玛雅女性神像而得名。岛上有一片 20 公里长的白色沙滩，铺满了由珊瑚风化而成的细沙，柔如毯、白如玉，被分别命名为"白沙滩""珍珠滩""海龟滩""龙虾滩"。在海滩上还建有以棕榈叶为顶、石为柱的玛雅式凉亭和小屋。

（2）图卢姆古城

图卢姆古城（Tulum）坐落于加勒比海岸的悬崖上，也是唯一一个建在海边的玛雅遗址。距坎昆约两小时车程。图卢姆古城连续多年被美国著名的旅游评测网站 Trip Advisor 评为坎昆最值得游览的景点，这里是坎昆公认的最佳照片取景地。古城有超过 60 栋石头建筑，以屹立在悬崖上的卡斯蒂约古城大神殿最著名。在神殿顶可俯瞰整个图卢姆古址。

第二章　旅游资源解析

第一节　旅游资源的特点

一、旅游资源的定义

旅游资源可定义为：凡能对旅游者产生吸引力，并具备一定旅游功能和价值的自然和人文因素的原材料，统称为旅游资源。它是发展旅游事业的基本物质条件，在范畴上属于社会资源之列。

旅游资源是旅游业发展的前提，是旅游业的基础。旅游资源主要包括自然风景旅游资源和人文景观旅游资源。自然风景旅游资源包括高山、峡谷、森林、火山、江河、湖泊、海滩、温泉、野生动植物、气候等，可归纳为地貌、水文、气候、生物四大类。人文景观旅游资源包括历史文化古迹、古建筑、民族风情、现代建设新成就、饮食、购物、文化艺术和体育娱乐等，可归纳为人文景物、文化传统、民情风俗、体育娱乐四大类。

二、旅游资源的特性

（一）旅游资源的多样性

旅游资源多种多样，既有自然形成的，又有历史遗留下来的和当代新建的，它与旅游目的的多样性有着十分密切的联系。旅游者需求千差万别，概括为"求美""求异"，纵向上对遥远的古代遗迹充满敬仰，横向上为异地的奇特环境和事物流连忘返，对美的本能追求使人们面对自然造化的优美景观心旷神怡，对体现人类追求、凝结人类智慧的人工创造物一往情深。

（二）旅游资源的区域差异性

旅游资源是造成旅游活动的最基本的因子。没有景观的地域差异，就不可能吸引需求不同的旅游者。旅游资源区域分异受自然地理和人类社会活动规律所控制，而前者的控制表现更为直接和明显，如由气候差异造成的纬度地带性分布特性；受制于气候干湿程度影响的经度地带性分布特性；由于气温和热量随高度变化而造成的垂直地带性分布特性；由内外因子综合作用而形成的集中性分布特性，这种集中包括大小范围的集中、团块状集中、条带状集中等。地理环境的区域差异性同时表现在人们渴望了解居住地以外的世界，正因如此才形成了旅游者向某个方向的旅游流，旅游流的指向是旅游资源的吸引力。同一旅游资源对于旅游者的吸引也具有区域性。如一些旅游资源对某些国家或地区的旅游者吸引力大，对一些国家或地区的旅游者吸引力不大，对另一些根本就不具有吸引力。

（三）旅游资源的垄断性

旅游资源通常具有不可转移性。大家常常称旅游业为"无形贸易""风景出口"，实际上就是凭借着这些千姿百态的自然和社会文化资源把旅游者从世界上每个角落吸引到旅游地来的。旅游资源不同于其他各种资源，它有强垄断性。正如世界建筑史上最伟大的奇观之一的万里长城，是在别的国家看不到的。正象许多游客讲的那样："到了中国，没有去北京，等于没有去中国；到了北京，不去游长城，等于没有到北京。"

（四）旅游资源的时间性（季节性）

同一地理环境随季节的变化在某一特定季节出现某些特殊景观或特别的体验感受适合于旅游。除了会议、商务等形式的旅游以外，观光旅游受季节的制约最大。这特别表现于海滨城市，每到夏季，前来避暑的游客蜂拥而至，以至于出现了超饱和现象，吃、住、行、游、购、娱乐等都出现了问题，以致有人发出"花钱买罪受"的怨叹。而到了 10 月份至次年 5 月份来这些旅游胜地的游客就寥寥无几。因此，旅游的季节性造成旅游业的淡旺季。旺季越长，旅游业的收入就越多，反之亦然。

周期性也在旅游资源上有所表现。如旅游景观和事物在某一特定时间周期性地出现或发生。例如传统的节庆，每 4 年一届奥运会，珠海每两年一次的航展，欧美国家一年一度的狂欢节，每年农历八月钱塘江观潮等。

某些旅游资源还表现出时代的变异性，如历史遗迹、名人故居、废弃的矿井、监狱等。

（五）旅游资源的民族性

我国历史悠久，幅员辽阔，民族众多。各民族地理位置、自然环境、历史背景、经济状况不同，所以他们的生活方式、服饰装束、风土人情、住宅建筑、风味小吃等也不同，带有浓郁的民族色彩。如内蒙古草原的蒙古包，西南地区的竹楼，北京的四合院，以及傣族的泼水节，侗族的花炮节，彝族的火把节，壮族的歌圩等。在这些盛大民族节日和盛会里，各族人民身着艳丽的服装，载歌载舞，兴高采烈，气氛非常热烈。这些盛会对来自世界各地的旅游者来讲有着非常大的吸引力。

旅游资源犹如一面镜子，它以独特的方式反映一个国家的历史、文化、艺术、物质和文明水平。通过它们不仅可以看到过去，还可以展望未来，增强民族的自信心和自豪感。

（六）组合性

一个孤立的构景要素或一个独立的景点是较难形成使旅游者离开其居住地专程前往游览的吸引力的，总是复杂多样、相互联系、相互依存的各个要素组合才构成足以吸引旅游者的旅游资源。

第二节　旅游资源的分类

一、依据旅游资源的属性分类

对于旅游资源的类型，人们有多重划分方法，但根据各国普遍的做法，旅游资源大体上可分为三大类，一类是自然旅游资源，一类是人文旅游资源，还有一类是社会旅游资源。

（一）自然旅游资源

自然旅游资源主要是天然赋存的具有游览观光、休息疗养、娱乐体育等吸引力的地理要素，这些要素或以单体和单体组合，或以某种要素为主辅以其他要素组合构成旅游资源。

1. 地文景观类

山岳形胜、岩溶景观、风沙地貌、海滨沙滩、特殊的地质现象和地貌类型等。

2. 水域风光

河流、湖泊、瀑布、泉水、溪涧、冰川、滨海等。

3. 生物景观

森林、草原、珍稀树种、奇花异草、珍禽异兽。

4. 气候与天象景观

适宜于避暑避寒疗养治病的气候及特殊的天象景观，如泰山日出、庐山云瀑、黄山云海以及虽可遇不可求但出现频率较多的峨嵋佛光、沙漠海市蜃楼、极地极光等。

（二）人文旅游资源

能够吸引人们进行旅游活动的古今人类所创造的物质实体或以其为载体

的神话传说、名人逸事等。

1. 历史文物古迹

历史遗迹、建筑遗址、石窟石刻等。

2. 民族文化及其载体

主要包括可视、可感、可参与的特殊民俗礼仪、习俗风情、节日庆典、民族艺术和工艺等。

3. 宗教文化资源

主要包括两类，一类是参观游览型的宗教建筑艺术，如坛、庙、寺、观、带有人格神色彩的大型塑像，以及赋予其中的装饰、雕塑、壁画、楹联、碑刻等；另一类是这些宗教建筑和艺术本身营造的宗教活动场所。如各种宗教的神职人员布道求法，现代旅游者中也有大量专为求神拜佛而光顾宗教寺庙、道观的。

4. 城乡风貌

具有视觉形象的历史文化名城、独具特色的现代都市风光、清新质朴的田园风光、古镇村落等。

5. 现代人造设施

富有特色、具有规模、某种特殊意义和影响力的大型工程及文化设施。

6. 饮食购物

包括各种富有特色的地方风味美食、特产名品、特色市场与著名店铺等。

二、依据旅游资源的内容分类

（一）游览鉴赏型

以优美的自然风光、著名古代建筑、遗址及园林、现代城镇景观、山水田园、以览胜祈福为目的的宗教寺庙等为主。

（二）知识型

以文物古迹、博物展览、科学技术、自然奇观、文学艺术作品等为主。

（三）体验型

以民风民俗、社会时尚、节庆活动、风味饮食、宗教仪式等为主。

（四）康乐型

以文体活动、度假疗养、康复保健、人造乐园等为主。

三、依据旅游资源的性质分类

旅游资源通常依性质分为观赏型旅游资源、运动型旅游资源、休（疗）养型旅游资源、娱乐型旅游资源和特殊型旅游资源。

四、依据旅游资源质量等级分类

2004 年，中华人民共和国国家质量监督检验检疫总局发布《旅游景区质量等级的划分与评定》国家标准。按照旅游资源品位、旅游交通、游览、旅游安全、卫生、通讯、旅游购物、综合管理、年旅游人数、旅游资源与环境保护等条件，将中国旅游区划分为 AAAAA 级、AAAA 级、AAA 级、AA 级、A 级五个等级。

（一）AAAAA 级旅游区

旅游资源品位突出，其历史价值或科学价值或艺术价值在世界上具有重要意义，或其资源珍贵、稀少与奇特程度，在国内属于独有或罕见景观。年接待旅游人次在 60 万以上。

（二）AAAA 级旅游区

旅游资源品位突出，其历史价值或科学价值或艺术价值在世界上具有重要意义，或其资源珍贵、稀少与奇特程度，在国内属于独有或罕见景观。年接待旅游人次在 50 万以上。

（三）AAA 级旅游区

旅游资源品位突出，其历史价值或科学价值或艺术价值在国内具有代表意义，或其资源珍贵、稀少与奇特程度，在国内属于独有或罕见景观。年接待旅游人次在 30 万以上。

（四）AA 级旅游区

旅游资源品位突出，其历史价值或科学价值或艺术价值在本级行政区具有代表意义，或其资源珍贵、稀少与奇特程度，在国内属于独有或罕见景观。年接待旅游人次在 10 万以上。

（五）A 级旅游区

旅游资源品位突出，其历史价值或科学价值或艺术价值在该地区具有重要意义，或其资源珍贵、稀少与奇特程度，在该地区属于独有或罕见景观。年接待旅游人次在 3 万以上。

第三节　旅游资源的调查

按照旅游资源分类标准，对旅游资源单体所进行的研究和记录。调查组成员应具备与该调查区旅游环境、旅游资源、旅游开发有关的专业知识，一般应吸收旅游、环境保护、地学、生物学、建筑园林、历史文化、旅游管理等方面的专业人员参与。

对旅游资源的调查是对旅游资源进行评价和制订开发规划方案的依据和基础，内容包括并不限于对旅游资源本身的调查、对所处环境的调查、客源分析、对临近旅游资源产生的积极或消极的影响。一般分两个阶段进行。

一、室内准备

目的是对目标区域内的旅游资源有一个大体的了解和总体的印象。通过查找本区和邻区有关旅游资源的文献、报告和图表等资料，加以整理，作为野外调查的实证和参考。需要的背景资料包括并不限于国土资源调查报告、水文气象资料、各种统计资料；卫片、航片和各种现有的较大比例尺地形图；文史资料、地方志、地名志和前人游记；当地群众提供的报景、找景线索等。

二、野外考察

验证前人的结论，并进一步详查前人未发现的景点和景物。野外调查有三种方式。

（一）路线考察

沿着交通线考察，重点是开辟新的旅游景点。

（二）区域普查

重点是对区域内旅游资源的种类、数量、质量、地区分布和差异、利用现状等进行全面调查，并对同类旅游资源进行分析、比较和评价，为景区划分、游览线路设计、人文构景打好基础，从而为区域旅游业的发展提供背景资料。为了确保资料的全面性和准确性，在现场勘测时，可使用现代技术手段如遥感技术等来获取和验证资料。

（三）重点考察

主要是对重点景区进行周详的实地勘察，包括旅游资源、自然环境、社会经济、现有基础、工程技术和环境保护等内容。

第四节　旅游资源的评价

对旅游资源的评价是为了确定该旅游资源在一定区域范围内的价值和地位，为新旅游区的开发计划提供科学依据，为已开发和部分开发的老旅游区提供改造、扩大的依据。为国家和地区进行分级规划和管理提供系列资料和判断的标准。

一、旅游资源的评价内容

系列要素评价：资源密度、资源容量、资源特色、资源价值和功能、地域组合、资源性质。

开发条件评价：区位、环境、客源、地区经济发展水平、建设施工条件、开发序位。

效益评价：经济、社会、环境。

旅游资源评价标准如下。

（一）美学标准

对拟开发的旅游资源的美学质量的高低或特色进行评价。

（二）社会标准

对拟开发的旅游资源能否体现当地现今的社会发展和文化特色进行评价。

（三）历史标准

对拟开发的旅游资源能否反映担负地过去的历史文化风貌进行评价。

（四）市场标准

对拟开发的旅游资源所吸引的客源对象、吸引程度和客源规模进行评价。

二、旅游资源的评价方法

（一）卢云亭先生"三三六评价法"

三大价值：历史文化价值、艺术观赏价值、科学考察价值。

三大效益：经济、社会、环境。

六个条件：景区地理位置和交通条件、景物或景类的地域组合条件、景区旅游容量条件、施工难易条件、投资能力条件、旅游客源市场条件。

（二）旅游资源评价体系

1. 评价项目

"资源要素价值""资源影响力""附加值"。其中"资源要素价值"项目中含"观赏游憩使用价值""历史文化科学艺术价值""珍稀奇特程度""规模、丰度与概率""完整性"这 5 项评价因子。"资源影响力"项目中含"知名度和影响力""适游期或使用范围"这 2 项评价因子。"附加值"含"环境保护与环境安全" 1 项评价因子。

2. 基本分值

"资源要素价值"和"资源影响力"总分值为 100 分，其中"资源要素价值"为 85 分，分配如下："观赏游憩使用价值" 30 分、"历史科学文化艺术价值" 25 分、"珍稀或奇特程度" 15 分、"规模、丰度与概率" 10 分、"完整性" 5 分。"资源影响力"为 15 分，其中"知名度和影响力" 10 分、"适游期或使用范围" 5 分。"附加值"中"环境保护与环境安全"，分正分和负分。

3. 计分与等级划分

依据旅游资源单体评价总分，将其分为五级，从高级到低级为：

五级旅游资源，得分值域为≥90 分。

四级旅游资源，得分值域为 75~89 分。

三级旅游资源，得分值域为 60~74 分。

二级旅游资源，得分值域为 45~59 分。

一级旅游资源，得分值域为 30~44 分。

五级旅游资源称为"特品级旅游资源"；

五级、四级、三级旅游资源被通称为"优良级旅游资源"；

二级、一级旅游资源被通称为"普通级旅游资源"。

第三章　环境因素与康养

第一节　大气环境与康养的关系

一、大气概述

大气是指在地球外围，包裹着地球的气体。一般把包围着地球的这层很厚的大气分子称为大气层，也叫大气圈，它与水圈、生物圈、岩石圈共同构成了地球生物赖以生存的环境。

（一）大气的构成

大气是由多种物质组成的混合物，主要包括氮气、氧气、少量的稀有气体、水蒸气、悬浮颗粒物或杂质。大气的组成成分是不稳定的，可能会因为自然作用或是人为影响而出现新的物质，使某种成分的含量过多而超出自然状态下的平均值，或某种成分含量减少，从而影响生物的正常发育和生长，给人类造成危害。

（二）大气的作用

大气与地球上生物的生存密切相关：人和动物可通过从空气中吸收氧气，呼出体内的二氧化碳来和外界进行气体交换，从而维持基本的生命活动；当植物进行光合作用时，需要从大气中吸收二氧化碳来合成有机物；植物根部的固氮菌也需要从大气中吸收氮气来增加土壤肥力，给植物提供营养。另外，大气还能把海洋中的水分输送到陆地上来。可以说，大气为地球上生命的繁衍、人类的发展提供了物质基础，它的状态和变化，都会影响地球上生命体的生存与活动。

二、大气污染

大气污染是人类活动和自然过程引发的污染物进入大气所造成的，当污染物的含量、浓度及持续时间达到了一定的程度，就会危害人类的舒适、健康和福利，破坏生态环境，使动植物生活受到阻碍。一般包括由于自然原因形成的天然污染和由于人类的生产和生活活动形成的人为污染。人为污染的来源更多、范围更广，因此，我们主要研究由人类活动引起的大气污染。

（一）我国大气污染的主要来源

在我国，大气污染的主要来源包括汽车尾气排放、工业生产烟尘排放和矿石燃料燃烧烟尘排放三大方面。

1. 汽车尾气排放

汽车尾气排放是造成大气污染的重要因素。随着我国人均经济水平的提高，越来越多的家庭拥有了汽车，汽车在给人们的生活带来便利的同时也加剧了环境的污染。汽车尾气中的污染成分主要有碳氢化合物、氮氧化合物等，它通过燃烧汽油等燃料向外排放出一氧化碳、二氧化硫、含铅化合物和固体颗粒物等，这些污染物会引起光化学烟雾、细颗粒物等大气污染问题。

2. 工业生产烟尘排放

工业生产中烟尘的排放对大气造成的污染是很大的。随着我国工业化进程的不断加快，工业生产中产生的废气对大气的污染也日益严重，给环境带来了巨大的压力。我国的工业生产过程中主要以煤为燃料，所以，工业生产中排放的污染物主要是烟尘、二氧化硫、氮氧化物和一氧化碳等。这些污染物排放到大气中后，不仅会破坏生态环境，还会威胁到人类的身体健康，常常会导致一些呼吸疾病的发生。

3. 矿石燃料燃烧烟尘排放

在我国，人们的生活主要依托煤炭，在一些农村地区，做饭、取暖等都是使用煤炭，一些火力发电站也主要依靠煤炭来提供能源。矿石燃料燃烧之所以会对大气造成污染，是因为在这些燃料燃烧时会产生氮氧化物、一氧化碳、二氧化碳、二氧化硫等大气化学污染物。

（二）大气污染的特点

在我国的大气污染中，煤烟型的污染占据主要地位。同时，大气污染具有明显的时空分布特征。从季节变化来看，冬天的大气污染比夏天严重。从空间分布上来看，北方地区的大气污染比南方地区严重，城市的大气污染比乡村严重，城市中工业园区的大气污染比居民区严重。近几年来，一些学者还发现，在雾霾天气，空气中的总悬浮颗粒物和可吸入颗粒物含量也有所增加。

（三）大气污染的类型

根据不同的分类标准，大气污染的种类不同，可以按照大气污染物的属性、在大气中的存在形式和形成过程来对大气污染进行分类。

1. 按照大气污染物属性分类

根据大气污染物的属性，一般可将大气污染分为物理性污染、化学性污染和生物性污染三类。物理性污染主要包括噪音、电离辐射和电磁辐射等。化学性污染主要包括因二氧化硫、一氧化碳、氮氧化物、光化学污染物、多环芳烃等造成的大气污染。生物性污染是病原微生物和花粉等造成的。其中，由于化学性污染物的种类最多，污染的范围最广，因此，由化学污染物造成的大气污染是最为严重的。

2. 按照大气污染物存在形式分类

根据大气污染物在大气中的存在形式，可将大气污染分为气态和气溶胶粒子引起的大气污染。气态粒子引起的大气污染包括常温常压下形成的气体污染，以及固态或液态物质受热后引发的升华或挥发形成的气态污染。气溶胶则是指分散在大气中的各种微粒。

3. 按照大气污染物形成过程分类

根据大气污染物的形成过程，可将大气污染分为一次性污染和二次性污染。这两者的区别主要在于污染物被排放到大气中后，是否还会与大气中的其他物质发生反应生成新的物质。

一次性污染主要是污染物直接进入大气，污染物的物化性质均未发生改变。二次性污染则是指排放到大气中的污染物，受到了物理、化学或生物学的作用与其他物质发生反应生成了新的物质，从而对环境造成了新的污染。

(四) 影响大气污染程度的因素

1. 污染源的排放情况

大气污染物的排放量多少是影响大气污染程度最根本的因素。燃料是否充分燃烧，以及燃烧物质的种类、数量、燃烧方式等，均影响污染物的直接排放量；工业企业生产过程中对原料的使用，以及企业的规模等均影响排放量。在距污染源越近的大气中，污染物浓度越高，大气污染程度越强。

2. 气象因素

影响大气污染程度的主要气象因素有风速、风向、气压、地形条件等。风速会影响大气污染物的稀释程度和扩散范围，当风速增大时，单位时间内从污染源排放出的污染物将很快被吹散，进入更大的空气范围内，从而使单位面积内的污染物浓度降低。风向也会影响大气污染物浓度，一般认为，在一年中，处于当年主导风下风向的地区污染最为严重。气压对浓度的影响则是在大风或多云的天气，大气呈现中性或不稳定的状态，局地气流的中心形成上升气流，有利于污染物的扩散和稀释，从而降低大气中的污染物浓度；相反，当天气晴朗时，由于地面受高气压控制，气压中心的空气流向四周，形成反气旋，反气旋将会阻止污染物向上扩散，使其沉积下来，浓度升高。另外，地形条件也将影响局部气象条件，从而影响大气污染的程度。

三、大气主要污染物

因为大气污染物的形成有多种方式，所以大气污染物的种类也多种多样。

大量研究证明，许多大气污染物都会毒害人体健康，不仅能让人们发生急性、慢性中毒和死亡，还会导致畸形、癌症和基因突变的出现，对人体产生深远的影响。以下是主要大气污染物的分类及对人体的影响。

（一）二氧化硫

二氧化硫，也叫亚硫酸酐，是一种易溶于人体血液和其他黏性液，具有刺激性臭味的无色气体，属于中等毒性物质。它是最常见的大气污染物，一般在火山喷发、工业生产、煤炭和石油燃烧时产生。

二氧化硫能与氧反应生成三氧化硫，生成的三氧化硫毒性比二氧化硫大10倍左右，化学性质活泼，极易溶于水汽形成它的二次污染物硫酸雾。当硫酸雾液化成水滴就变成了酸雨；当它与空气中存在的氨气或金属阳离子反应时，又会生成相应的硫酸盐，并能在空气中形成气溶胶粒子。二氧化硫被认为是主要的大气污染物的原因是，二氧化硫及其衍生物化学性质多样，不仅具有强氧化性，而且具有强还原性，可以在空气中与多种物质发生反应生成多种大气污染物，会对人体产生不良影响。二氧化硫及其形成的硫氧化物会强烈刺激呼吸系统的黏膜，影响肺功能，刺激眼结膜和鼻咽结膜，引起过敏性支气管性哮喘、慢性支气管炎、慢性鼻咽炎等急性或慢性疾病。

（二）氮氧化物

氮氧化物是大气中主要的气态污染物之一，包括一氧化氮、二氧化氮、三氧化氮、三氧化二氮、四氧化二氮、五氧化四氮等多种化合物，其中二氧化氮和一氧化氮会对大气造成严重的污染。一氧化氮为无色气体，与氧反应会生成二氧化氮，而二氧化氮是一种具有刺激性的红褐色气体。氮氧化物主要来源于大气中氨的氧化、工业中的火力发电、机动车排放的尾气和生活中锅炉的燃烧等。

氮氧化物难溶于水，会对肺有明显的损害；而一氧化氮吸入过多时，会对中枢神经造成明显损害，也会影响心、肝、肾和造血组织等。人体吸入氮氧化物后，会引发慢性支气管炎、肺气肿、哮喘、过敏性鼻炎等呼吸系统疾病；此外，还会对肺功能造成影响，增加心血管疾病的发病率和死亡率，造成儿童肥胖和先天畸形等。

（三）臭氧

臭氧是一种无色气体，之所以被称为"臭氧"，是因为它有一种特殊的气味。它是地球大气中的重要气体，主要集中在平流层，可强烈吸收紫外线辐射，从而起到保护地球生物圈的作用；有少部分的臭氧分布在对流层中，在这层中的臭氧是一种温室气体，也是污染气体。高浓度的地面臭氧是城市光化学烟雾的主要成分之一，对人类等生物产生危害。

臭氧具有高反应性和微溶于水的特点，所以它基本上是通过呼吸道进入人体的；不过当人们处于臭氧浓度比较高的环境中时，它也可以通过皮肤，但仅停留于皮肤表层。臭氧进入呼吸道后，能刺激和氧化呼吸道黏膜和肺细胞，降低呼吸道防御机能，增加呼吸道疾病的发病率，甚至会导致死亡。对于一些敏感人群，低浓度暴露也会对其健康产生危害，如加重哮喘患者的病情，引发呼吸道炎症等。此外，臭氧对人体心血管系统和生殖系统等也会造成危害。

（四）颗粒物

颗粒物是大气中的固体或液体颗粒状物质。近几年来，我国多个城市都出现了雾霾，颗粒物已经成为我国很多城市的首要大气污染物，其污染来源、污染水平、理化特征、健康影响等方面不仅成为国内科学研究的重点，也成为影响我国公众生产和生活的社会热点问题。

大气颗粒物少量来自自然因素引起的火山爆发、森林火灾等，更多是因为人类生产活动而产生的，例如，工业生产过程中产生的化学污染物、燃烧产生的烟尘、汽车排放的尾气、道路上的扬尘等，都可组成大气颗粒物。

根据颗粒物的空气动力学直径与人体健康的关系，可将颗粒物分为总悬浮颗粒物、可吸入颗粒物（PM10）、细颗粒物（PM2.5）、超细颗粒物（PM0.1）。大量研究表明，颗粒物尤其是PM2.5，可对人体呼吸、心血管以及生殖系统等多方面产生不良影响，同时也具有致癌性和遗传性。进入呼吸道的颗粒物易导致慢性支气管炎、肺气肿、哮喘等呼吸系统疾病的发生。长期或短期暴露在颗粒物浓度较高环境中的人群，其凝血功能、血管功能、心脏自主神经功能和氧化应激反应等会受到影响，易产生心肌缺血、心肌梗死、心律失常等一系列的心血管系统疾病。大气颗粒物进入机体后，通过影响由黏膜系统、体液分子、固有免疫细胞组成的固有免疫系统和由细胞免疫、体液免疫、细胞因子组成的适应性免疫系统，而损伤免疫系统功能，降低机体免疫力，从而增加人体的患病风险。

（五）空气微生污染物

微生物是指个体微小、结构简单，但却与人类生活密切相关，必须要使用显微镜才能观察到的在地球上分布最广的一类生物。它分为原核微生物、真核微生物以及不具有细胞结构的病毒和类病毒。微生物无处不达，它们一般存在于土壤、江河湖海、动植物及人类的体表和排泄物中。在一年中的不同季节，一天中的不同时间，它们的分布都会不同；它们的分布也会随着高度和水平位置的改变而发生改变。

在自然状态下，空气中的微生物主要来自野生动物尸体、植物腐烂茎叶等，但是随着人类活动的发展，许多人类的生产和活动成为空气微生物的新来源。在食品生产、药物制作、畜牧养殖、污水处理等过程中都会产生空气微生物，此外，人与动物的呼吸、皮肤和毛发等也是空气微生物的主要来源。

在大气中，微生物主要依附在悬浮颗粒物上，形成细菌、真菌、病毒气溶胶等微生物气溶胶。大气微生物的传播除真菌的孢子外，它不能单独存在于空气中，必须以飘浮在空气中的微粒为载体，才能在空气中传播。常见的利用空气传播的微生物可分为三种：一是引起肺部或呼吸道感染的细菌，二是会造成人体呼吸道感染的病毒，三是可引发呼吸道过敏和全身性真菌病的真菌。这些空气微生污染物污染环境，进而威胁人类健康，如人们所熟悉的肺结核、天花、流感等呼吸道传染病，过敏性鼻炎、哮喘等过敏性疾病，痢疾、肠炎等肠道疾病，传染性肝炎等都是由于接触到这些物质引起的。空气微生污染物中对人体健康影响较为严重的有花粉和真菌孢子，对其敏感的人群接触到有这些存在的过敏源时，会产生一系列的过敏反应，严重时可能会有生命危险。

四、大气污染对人体健康的危害

（一）人体对大气环境变化反应的基本特征

大气环境的变化作用于人体，机体会产生一系列的反应，同时，因环境改变的作用程度和机体个体差异，其表现特征也各异。

1. 环境暴露与有害效应

环境暴露决定环境因素是否会对健康产生有害效应，效应的出现与暴露的途径、强度和时间有紧密的联系。有害物质可以通过呼吸道、皮肤等多种途径进入人体，从而影响人体健康。暴露途径往往通过总暴露量、吸收率和靶向等方式来影响有害效应的产生。环境中有害物质的暴露途径越多、吸收率越高、作用靶的改变越多，吸入的量就越大，产生的效应也就越强，危害也就越大。通常，人们在研究有害效应的作用强度时，要直接测定有害物质在机体受到危害时到达靶器官或靶组织的量会存在许多困难，因此，常用环境外暴露量来表示人体接触剂量。当污染物暴露于环境之中，可能会当即作用于机体，也可能是以较低的剂量在数月或数年内重复暴露。暴露时间不同，对人体产生的危害也不一样。

2. 环境作用因素

环境有害因素包括物理性、化学性和生物性三大类，每一大类又可细分为许多小类。通常多种物质在人体内会发生十分复杂的交互作用，从而影响机体的一些正常功能。多种化学物作用于机体时，会产生化学物的联合毒性作用。根据毒性反应性质的不同，可把联合作用分成相加作用、协同作用、增强作用和拮抗作用。由于环境作用因素具有多样性，它们交互作用时产生的类型和机制也是复杂多样的。

3. 人群健康效应谱和易感人群

在环境有害因素作用于人体时，由于个体间存在着差异，会出现不同级别的效应，而每一种级别的效应在人群中所占的比例有所不同。不同级别的效应在人群中的分布叫作人群健康效应谱，它类似于金字塔形分布。一般在受到污染物影响后，只是身体负荷增加，生理功能和生化代谢不改变的人群占多数；严重中毒，甚至死亡的只是少数。空气污染更多地表现为蓄积效应。

从人群健康效应谱可看出，环境有害因素对人体的作用强度有所不同，一般把表现更为敏感和强烈的人群称为易感人群。影响人群对环境有害因素易感性的因素很多，包括遗传因素和非遗传因素两大类。因为受两类因素的影响，生活在同一环境中的人们对于有害因素的感应存在着明显的差异。易感人群对空气的部分物质反应激烈，如花粉过敏者、呼吸道易感者等，会表现出急性反应。

（二）大气污染对人体的直接危害

1. 急性危害和慢性危害

根据污染物进入人体后，对人体作用表现出的时间快慢，可以分为急性危害和慢性危害两类。急性危害是指人们在受到环境污染物作用后，会在较短的时间内产生不良反应，出现急性中毒甚至死亡。它主要包括大气污染、过量排放的废气、废水和事故性泄漏的有毒有害物质等造成的危害，以及生物性污染引起的急性传染病。慢性危害是指环境污染物或有害的物理因素等在环境中以低浓度、长时间反复影响机体所产生的危害。这是一种发展缓慢、不能轻易地被人们所察觉或重视的效应，当它表现出某种较为明显的症状时，可能就已经很严重了，因此，需要做好对慢性危害的早期评价。

2. 致癌危害

从世界卫生组织和我国公布的关于部分人口死因的资料来看，恶性肿瘤，也就是人们所说的癌症，已经成为人类死亡的重要原因之一。20 世纪以来，科学家通过一系列的短期生物试验筛选出了大量的潜在致癌物，确定了越来越多与人们从事的职业和生活的环境相关的致癌物，人类肿瘤的形成与环境有关的理论也获得了更多流行病学研究的支持。

化学致癌物是指能让癌细胞增多的化学物，在某些情况下也可把诱发良性肿瘤的物质视为化学致癌物。按是否需要活化可分为不需活化的直接致癌物和需活化的前致癌物或间接致癌物两种。基于致癌的体细胞突变和非突变作用两大学说，按是否具有诱变性，可分为诱变性致癌物（遗传毒性致癌物）

和非诱变性致癌物（非遗传毒性致癌物）两种。

肺癌是一种发生于支气管黏膜上皮，与空气污染有密切关系的疾病。一般研究表明，由于城市大气污染程度比乡村更严重，所以城市肺癌的发生率和死亡率也比乡村更高。同时也有调查研究表明，在室内长期燃烧像烟煤等物质时，产生的多环芳烃类（PAHs）化合物也会诱发肺癌。

3. 致畸危害

研究表明，在我国一些工业较集中的城市、工业区，由于污染严重，新生儿的先天畸形率相对较高。虽然先天畸形与遗传因素有关，但是空气污染才是致畸的重要因素。随着工业的发展，大量化学物排入环境，造成环境污染日益加重。处于孕期的女性摄入了这些污染物，使胎儿在器官形成期受到影响，干预胚胎发育，造成胎儿结构畸形。

（三）大气污染对人体的间接危害

大气污染除了直接作用于人体，对人类产生危害以外，还可能通过改变人们的生活环境对人体产生危害，我们通常把这类危害称为"间接危害"，如温室效应、臭氧层破坏、酸雨等。它们会在不同程度上对环境造成影响，从而危害到人体健康。

1. 温室效应造成的间接危害

大气能使太阳短波辐射到达地面但地表受热后向外发出大量长波热辐射线却被大气吸收，这样就使地表与低层大气温作用类似于栽培农作物的温室，故名温室效应。这些气体统称为温室气体，主要是人们在工业生产中燃烧过多的煤炭、石油和天然气所导致的。温室气体一般对人体无直接危害，但其引发的一系列环境问题，将对人类造成严重的危害。

2. 臭氧层破坏造成的间接危害

臭氧层是指介于对流层和平流层之间、臭氧浓度相对较高的部分，其主要作用是吸收短波紫外线。臭氧层在大气层中的分布不均匀，低纬度处较少，高纬度处较多。然而，臭氧层中的臭氧几乎可全部吸收来自太阳的短波紫外线，使人类和其他生物免遭紫外线辐射的伤害。臭氧层遭到破坏形成空洞以后，对许多辐射的阻挡功能大幅度降低，会增加人群罹患皮肤癌和白内障等疾病的概率，带来一系列的危害。

3. 酸雨造成的间接危害

酸雨是指 pH 值小于 5.6 时的大气降水，它的形成受多种因素影响，主要是因为二氧化硫和氮氧化物这两种气体被排放到空气中后，可与空气中的自由基发生氧化还原反应，变成具有强腐蚀性的硫酸和硝酸，从而导致大气中雨水的 pH 值发生改变。

酸雨可通过改变土壤和水体的 pH 值，对生长在其中的植物和动物造成污染，人体食用了被酸雨污染过的食物和水，重金属等污染物也就随着这些物质进入人体，对人体健康产生危害。

五、主要的大气污染问题

（一）雾霾

雾霾对人类的危害十分严重，因此，雾霾产生的影响和形成原因也日益成为众多学者的研究对象。

1. 雾霾的定义

雾霾是一种雾和霾的混合物，两者同时存在时可称为雾霾。但是雾和霾之间存在明显的差别，因此，不可将单独存在的雾和霾认为就是雾霾。雾是自然的天气现象，是以灰尘作为凝结核的一种物质，多为乳白色。霾不仅能够降低空气的能见度，还会直接进入并黏附在人体的下呼吸道和肺叶中，损害人体健康。

2. 雾霾的形成原因

由雾霾的定义可知，如果没有悬浮在空气中的颗粒物或干气溶胶粒子，霾就不能形成，而没有可形成凝结核的气溶胶粒子，也无法形成雾。在过去，人类活动较少，这些颗粒物或气溶胶粒子主要来自一些自然活动。但后来，人类活动越来越频繁，涉及的范围越来越广，大气污染也越来越严重。工业生产过程中排放的废气、汽车排放的尾气、路面的扬尘等，都是组成颗粒物或气溶胶粒子的重要成分。可以说，人类的活动增加了大气中污染物的排放量和种类，为雾霾的形成提供了条件，加快了雾霾的形成，并加重了雾霾的污染程度。

3. 雾霾对人体的影响

雾霾之所以受到人们的高度重视，是因为它不仅会降低空气的能见度，还会对人体产生严重的危害。当出现雾霾时，空气中悬浮着大量极细微的干尘粒，空气的能见度降低，会增大交通事故发生的概率，威胁到人们的行车安全。如果暴露在高浓度的雾霾天中，即使是较短的时间，也会对人体造成严重的危害，诱发急性的呼吸道疾病、慢性心脑血管疾病的发病及过早死亡。况且，雾霾天时空气里的污染物成分比较复杂，可能部分物质之间还会发生反应，产生新的、危害性更大的物质，对人体的危害更大。

(二) 沙尘暴

1. 沙尘暴的形成原因

沙尘暴是沙暴和尘暴两者的总称，是地面上的沙尘被强风带入空气中，使得空气混浊而导致能见度大幅度下降的天气现象，在较干旱的地区时有发生。一般在有大风、沙尘物质和不稳定的气流状态的条件下容易产生沙尘暴。沙尘暴的产生有自然和人为两方面的原因。近几年来，沙尘暴现象的加剧，主要是人类过度开发，导致植被破坏严重、水土流失加剧、土壤盐碱化增加所造成的。

2. 沙尘暴对人体的影响

沙尘暴出现时，强风会带来大量的沙尘，使天空变得混浊、空气能见度降低、空气质量恶化。由于大气环境相对而言是一个较为开放的空间，所以，因沙尘暴产生的大气污染物之间可能会相互影响、相互作用，从而加重对人类的危害。研究发现，沙尘暴对人体的危害几乎是和沙尘暴的发生同时产生的，并且会因人体自身的差异而有所不同。它会对暴露在该环境中的人群造成严重的急性危害，如咳嗽、胸闷气短、眼睛干涩等，也会增加呼吸系统疾病和心血管疾病的发病率，严重时可致人死亡。

第二节　水与康养的关系

一、水资源概述

我国河流、湖泊众多，水资源丰富、总量多，但人均占有量少，是世界人均水资源最贫乏的国家之一。水资源的时空分布极为不均，呈现出年际变化明显、夏秋季降水较多、南方多于北方、东部多于西部的特点。

水是人类赖以生存的资源，地球上 70% 以上的面积被水覆盖。水资源一般是指在现有经济技术的条件下人类可以直接利用的淡水，包括自然降水、地表水和地下水三类。此外还有作为生产用水的再生水。

（一）自然降水

自然降水是指从云端降落到地面上的水，包括雨水、冰雪、冰雹。其水质特点有，矿物质含量较低、杂质和细菌较少、水质也较软，属于比较清洁的水，但水量无法保证。我国自然降水受季节和地域影响很大，总体上从东南向西北递减。

（二）地表水

地表水是自然降水在地表径流和汇集后形成的水体，是重要的饮用水来源之一，也是水资源的重要组成部分。地表水主要包括以下几类。

江河水主要源于自然降水。江河水流量大，流速快，稀释能力强，自然净化能力强，且取用方便，是人类生活饮用水的重要来源。江河水的来源主要依靠自然降水，故水质较软，矿物质的含量较少。

湖泊水和水库水主要来源于江河水、融化的冰雪水、自然降水和地下水。湖泊的水库由于水面宽阔，流速缓慢，长期的自然沉淀使水中的悬浮物含量较少，因而水库水和湖泊水的细菌含量和悬浮物低于江河水，水质也较软。

海水含盐量高，不能作为饮用水的水源。

（三）地下水

地下水是聚集在土壤或者岩层的空隙中的水。水中悬浮物和胶体含量很少，水质清澈透明，细菌数量较少；水中有各种矿物盐类，水质较硬；水流动极其缓慢、氧含量低、微生物含量较少，自净能力较差；分布广泛，水量稳定。地下水可分为浅层地下水、深层地下水以及泉水三类。

（四）再生水

再生水是指污水经过处理后达到一定的水质标准，可以满足某种程度的使用要求，被国际公认为"第二水源"，一般作为生产用水。

二、水环境质量

水是人类赖以生存的基本自然要素之一，水环境是指自然界中水的形成、分布和转化所处的空间环境，水在地球上处于不断循环的动态平衡状态。由于经济迅速发展，加之污水处理较落后，治理力度较差，水环境是受人类干扰和破坏最严重的领域，当下诸多地表水和地下水均遭受着不同程度的污染。

地表水水质直接影响生活饮用水的质量，由于长期环境污染的累积效应，我国地表水的污染问题比较突出。部分地表水已不适合饮用，水环境恶化，水质型缺水和资源型缺水并存，这些问题不仅会阻碍国家经济建设，也会影响人民群众的身体健康。部分地下水的水质同样不容乐观，硬度、pH 值、化学需氧量（Chemical Oxygen Demand，CDO）、重（类）金属均呈现超标现象。

三、水与人体健康的关系

（一）水的重要作用

水是生命资源，也是人体的重要组成物质，占人体比重约 70%。机体的体温调节、电解质平衡、营养输送、酶的作用、物质代谢及代谢产物排泄等生理和生化活动都是在水的参与下完成的。成年人每日最低需水量为 2~3 升，一般通过饮水和食物摄入。当摄水量不足时，人体会通过机体调节减少水分的排出，严重不足时会出现脱水的症状：一般来说，当人体缺水占体重比的 1%~7% 时会感到口渴、乏力、恶心、四肢疼痛，机体新陈代谢会紊乱；当脱水达到 7%~14% 则会出现一系列更为严重的症状，如头昏眼花、呼吸急促，甚至精神异常；当失水达体重的 15% 以上时，则会出现生命危险。

水是人体多种矿物质相微量元素的摄入来源；足量的水摄入，能够促使人体排除有害物质，增强机体免疫功能。水是最安全、最廉价、最有效的保健品。同时，水体在个人清洁、改善居住环境和促进人体健康等方面也起着重要作用。

（二）水质与健康

1. 水有机性污染与健康

水中有毒有害的有机物较多，如酚类、醛类、苯类、有机农药等，全世界已经检测到两千余种有机物，其含量虽然不高，但是这些难以降解或持久性的有机物可以通过食物链富集，对人体健康形成威胁。

水有机性污染可以造成人体远期健康危害，如致突变、致癌、致畸等后果，有的还会引起细胞 DNA 的损伤和微核效应，具有明显的遗传毒性作用。还有些有机物具有内分泌干扰效应和生殖毒性作用。

2. 硝酸盐与健康

硝酸盐本身是无毒的，但其在胃肠道中一些细菌的作用下还原成亚硝酸盐，并与血红蛋白结合形成高铁血红蛋白后，会影响氧气的输送，造成机体缺氧，严重者甚至会死亡。亚硝酸盐与氨结合会转化为亚硝胺，亚硝胺已被确认为致癌物质，可引起多种癌症疾病。

3. 水体重金属与健康

水体中的镉、汞、铅、铬、镍、钒、锑、锰等重金属对人体危害较大。重金属可以通过食物链在人体内蓄积，增加对人类的危害；在微生物的作用下，重金属会转化成毒性更强的金属有机化合物。重金属具有高毒性、持久性以及难降解等特点，一旦进入人体后不易被排除，会逐渐蓄积，从而导致机体的急性、慢性甚至远期危害，如汞、铅、镉等会抑制身体大部分酶的活性。高浓度的重金属摄入会造成强烈的毒性，导致人体死亡。人体长时间摄入低浓度重金属会出现中毒症状，严重时会罹患癌症，甚至会导致后代畸形。

4. 水的硬度与健康

钙、镁等粒子溶入水中的含量被称为水的硬度，天然水的硬度因地质条件的不同有着很大的差异，一般地下水的硬度要高于地表水。饮用硬度过高的水，可能会导致人体出现腹泻、消化不良、肠胃功能紊乱、泌尿系统结石、心血管疾病等症状或体征。

四、水污染对人体健康的影响

水污染是指一定量的污染物进入水体后，超过了水体的自净化和纳污能力，破坏了水体原有的功能和生态系统，导致水体使用价值降低的现象。

（一）水污染分类

水污染主要是受到生活污水、工业废水、农业污水的多重影响，这种复合污染表现为化学性、生物性、物理性共存，有机和无机污染物等多种污染物共存。天然水复合污染包括水中沉积物复合污染、水中的悬浮胶体颗粒复合污染和水中有机有毒化学品的复合污染。

1. 化学性污染

水的化学性污染包括无机物污染和有机物污染两大类型，主要来源于工业废水、生活污水和农业污水等。无机物污染物有铅、汞、铬、镉、砷、氮、磷、氰化物及硝酸盐、亚硝酸盐、氨氮、铁、锰、氯化物等，有机物污染物主要包括苯、酚、石油及其制品等。

2. 生物性污染

水的生物性污染主要来源于生活污水、医院污水、畜牧和屠宰场的废水等，以及垃圾和地面径流带有的微生物。其衡量指标主要是细菌总数和大肠菌群等。污染水的微生物有很多，其中病毒、细菌、寄生虫等可在环境中长期生存。但病原体进入水中，人们通过饮用或其他方式接触受到污染的水，比较容易造成疾病的传播和流行。水的富营养化导致的藻类污染也属于生物性污染。藻类污染是我国淡水湖泊生物污染的重要特征，主要来源于含氮、磷污水的排放。

3. 物理性污染

水的物理性污染是指进入水中的物质如固体悬浮物、泥土、有色物质、放射物质等自身温度高于常温所造成的水污染。水的物理性污染包括悬浮物污染、热污染和放射性污染。悬浮物如泥沙、黏土、动植物组织碎片以及某些矿物质等将增加水体的浊度，影响水体的感官性状，影响水生植物的光合作用和其他水生生物的生长。悬浮物具有较强的吸附能力，能够富集重金属和其他有毒物质。当排放温度过高的水时，会引起水的热污染，导致水温升高，溶解氧含量下降，微生物的活性加强，某些有毒物质的毒性加强，进而影响水生植物的生长。工业冷却水是水的热污染的主要来源。具有放射性的物质排放至水中，会造成水的放射性污染，核工厂的废水、废气、废渣，核研究单位排放的废水，核试验沉降物是放射性污染的主要来源。

（二）水污染物与人体健康

良好的水质是维持人体新陈代谢和生理生化效应正常进行的基本保障。水源地的水体遭到污染，会造成地方性水中毒，出现公害病、传染病、地方病。

1. 水的化学性污染与公害病

水俣病（Minamata Disease）因最早发现于日本的水俣湾而得名。水中的甲基汞经过食物链而富集，人和动物食用了有甲基汞的食物，就会导致甲基汞中毒甚至死亡；甲基汞还可以通过胎盘进入胎儿的脑组织导致胎儿的中枢神经系统障碍，引发先天性水俣病或胎儿性水俣病。

骨痛病又称为痛痛病（Itai-itai Disease）。金属镉污染水体后，经过人的食物和饮水富集于人体，导致人体慢性中毒，同时出现各个部位的神经痛和骨痛现象，患者会行动困难，后期会出现以下症状：骨质疏松，四肢弯曲，脊柱缩短变形，全身多发性骨折，脆弱时，甚至咳嗽都能够引起骨折。

2. 水的生物性污染与介水传染病

介水传染病（Water-borne Communicable Disease）是指通过饮用或者接触受病原体污染的水，或食用被其污染的食物而传播的疾病。介水传染病的病原体主要有细菌、病毒和原虫，病原体常随人畜粪便、污水及其他污物进入水体，引起介水传染病的流行。由于多人饮用同一水源，介水传染病一旦发生，短期内会出现大量患者，若水源受到严重污染，会导致疾病的暴发流行。

3. 水中微量元素异常与地方病

地壳表面化学元素的分布是不均匀的，这使一些地区的水或者土壤的某些微量元素含量异常，由此引起的特异性疾病，我们称之为生物地球化学性疾病（Biogeochemical Disease），这些疾病具有明显的地区性，故而又称之为地方病。

地方性氟中毒（Endemic Fluorosis）是由于一定地区内的氟元素过多，导致该地区的人在饮水、食物和空气中长期摄入过量的氟所引起的慢性全身性疾病。其主要表现为氟斑牙（Dental Fluorosis）和氟骨症（Skeletal Fluorosis）。氟斑牙是地方性氟中毒的早期病变，氟会损害发育中的牙釉质，引起釉面的光泽度改变，先是呈现白垩状，接着出现褐染，重症时则表现为牙面磨损、碎裂和脱落。氟中毒的恶化可引起氟骨症，主要表现为腰腿疼痛和关节僵硬，重者骨骼变形，甚至瘫痪致残，生活不能自理。地方性氟中毒在许多国家都有发现。在我国，地方性氟中毒主要有三种类型：饮水型、燃煤污染型、饮砖茶型。

地方性砷中毒（Endemic Arseniasis）是由于长期在食物、饮水、室内煤烟的环境中和介质中摄入过量的砷，所导致的一种慢性中毒性疾病。

五、水质与人体健康

《生活饮用水卫生标准》（GB 5749—2006）是强制性国家标准，它根据各项指标的卫生学意义和实施要求，将 106 项饮用水水质指标分为 42 项常规指标和 64 项非常规指标，指标的数量和质量要求都与欧美、日本等发达国家的同期指标相当接近。

（一）影响饮水水质的因素

我国的城市和部分农村的生活饮用水由自来水厂将自然水体集中处理达标后统一供给，但是自然水体除了原有的物理和生物污染以外，化学污染物也越来越多了，自然水源的水质已经由原来的"物理污染和微生物污染为主"，逐渐转变为"物理污染与化学污染并重"。人体长期食用含有化学污染物的自来水，会给机体健康造成很大的影响，甚至会导致肿瘤的产生。

1. 水源水污染对饮水水质的影响

水厂取水点的水称之为源水或水源水，源水质量决定了自来水的品质。如今，我国水体污染比较严重，不仅一些地表水被污染，有些地下水也在劫难逃。而全球地下水污染的情况也不容乐观，已经开始由城市向农村、由浅层向深层、由点源向线源和面源污染，由无机物污染向无机物和有机物病症污染。

2. 自来水厂对饮水水质的影响

目前，我国绝大多数水厂采用"混凝—沉淀—过滤—消毒"第一代常规水处理工艺，主要对天然无人为污染的源水进行处理，以期达到净化水中颗粒物和杀灭普通微生物，解决源水中物理性和生物性污染物的目的。但这种方式对水中化学污染的去除效果较差，自来水仍存在化学污染物的安全隐患。

自来水的输水管网和高层建筑二次给压水箱供水，对水质的影响很大。输水管网材料和铺设方式严重影响水质状况，如管道内部沉积大量的锈垢和细菌，以及老旧管道防护不合理会导致饮用水被生物污染。高层二次供水设备选择不当会使水箱水出现异味，易导致水箱内壁有青苔微生物附壁生长，水箱会受到粉尘以及生物性病原体的侵入等。这些都会造成对饮用水的二次污染，危害人体健康。

自来水氯化消毒经济又高效，我国水厂普遍采用氯化物消毒的方式，但是氯化消毒过程中可能产生具有"致畸、致癌、致突变"的氯化消毒副产品，如三氯甲烷、氯乙酸等，造成二次污染，从而影响人体健康。

（二）饮水水质的健康效应

据世界卫生组织调查，人类80%的疾病与水有关。我国部分地区受到工业和生活排放污水的影响，形成了生物和化学污染水体。饮用生物性污染水将造成人体急性中毒，而饮用化学性污染水则会造成慢性中毒。

1. 介水传染病

介水传染病是指通过饮用或接触受病原体污染的水，或食用被其污染的食物而导致传播的疾病，又称为水性传染病。其病原体主要包括细菌、病毒、原虫三类。这些病原体可以造成人体急性发病，有时甚至危害生命。

2. 急性中毒效应

饮用水源被严重污染后，人体摄入的有毒物质达到致病浓度，会引发饮用水急性中毒，不同性质的污染物呈现出完全不同的中毒效应。另外，若机体在短时间内大量摄入无污染的水，也会出现急性中毒效应，即水中毒（Water Intoxicate）。这是因为如果人体一次性摄取了过量水分，会导致细胞膨胀，引起脱水低钠症，从而出现急性中毒症状。

3. 慢性中毒效应

饮用水中能引发慢性中毒效应的物质主要包括重金属、有机化合物等。饮用水中的污染物是多种物质并存的，对人体健康形成联合作用，主要表现为污染物单一发生毒效应的独立作用，相同的靶效应和毒作用机制联合形成的相加作用，交叉的靶效应和毒作用机制形成的联合毒作用，以及不同于相加作用而形成的拮抗作用。

一是致癌作用。水体受有机化学污染物影响日趋严重，全世界在水中检测出的有机化学污染物共两千余种。现有研究表明，饮水的某些特征与各类癌症死亡率呈正相关，如长期饮用含微藻毒素的水与肝癌密切相关，长期饮用含氯化物的水与膀胱癌、胃癌、肠癌有密切关系，亚硝胺和亚硝酸盐会直接导致食管癌。

二是致畸作用。胚胎发育紊乱会引起形态、结构、功能等方面存在异常，主要包括先天畸形、代谢性疾病、智力障碍等。先天畸形（Congenital Malformation）一般指先天性结构异常，引发先天性畸形的因素包括生物性、化学性、物理性等因素。20世纪60年代的"反应停"事件、1982年日本水俣病等就是水体严重致畸作用的代表。

三是内分泌干扰作用。目前，已被证实或疑为具有内分泌干扰作用的环境化学物质有上百种。而大部分内分泌干扰物仍被广泛地生产和使用，总量也在持续增加。人类流行病学调查表明，乳腺癌、前列腺癌等均与内分泌干扰物呈正相关关系。内分干扰物对人体的可能影响有新生儿缺陷、乳腺癌发生率增加、不孕不育者显著增加等。

我国2006年颁布的《生活饮用水卫生标准》制定了某些内分泌干扰物的限值，但与发达国家相比，我国的相应标准较少。但我们相信随着我国社会的发展和科学的进步，相关指标会越来越严格。

第三节　土壤与康养的关系

一、土壤概述

土壤不仅是一种重要自然资源，也是人类赖以生存发展的基本生态环境条件，在维持人类社会可持续发展的过程中扮演着重要而独特的角色。因此，从人类健康与卫生学角度去深入认识和研究土壤，保持土壤良好的环境卫生状态、治理不卫生的土壤，对预防疾病与保护人类健康、促进社会发展具有重大意义。

土壤是地壳表层岩石经过漫长的风化和成土过程而形成的。土壤所具有的物质组成、结构、空间位置及其缓冲性和净化等特殊性能，决定了土壤在稳定和保护人类生存环境中起着极为重要的作用。

（一）土壤构成

土壤是由固态、液态和气态组成的多相复杂体系。土壤中的溶液和空气同时存在于土壤固体之间的孔隙中。土壤固态、液态和气态物质既相互联系又相互制约，形成一个有机整体。

土壤的组成和性质不仅影响土壤的生产能力，而且通过物理、化学和生物过程，影响着土壤的净化功能，并最终直接或间接地影响着人类健康。

（二）土壤性质

1. 物理性质

（1）土壤颗粒和土壤质地

土壤固相由大小不同的颗粒组成，而土壤颗粒的大小和排列状态直接影响土壤的透气性、渗水性、溶水性以及毛细管现象等物理特征，对土壤卫生状况有重要影响。

土壤颗粒分为四个基本粒级：石砾、砂粒、粉粒和黏粒。不同大小颗粒在土壤中所占的比例称为土壤的机械组成，也叫土壤的质地。根据颗粒大小的组成，土壤可分为沙土、黏土和壤土。而土壤因质地的差异形成不同的土壤结构和通透性状，对环境污染物的截留、迁移、转化产生不同的效应。

沙土砂粒含量多，对土壤中的污染物吸附能力弱，污染物容易随水淋溶、迁移，能够减轻表层土污染物的数量和危害，但容易进入地下水造成二次污染；而黏土富含黏粒，其物理吸附、化学吸附及离子交换作用强，可吸附土壤污染物质的有机分子、无机分子和离子，这大大增加了污染物转移的难度；壤土性质则介于沙质土和黏质土之间。

（2）土壤孔隙性

土壤孔隙性是土壤孔隙数量、大小、比例和性质的总称。土壤颗粒或团聚体之间以及团聚体内部的空隙称为土壤孔隙。土壤孔隙的大小和分配，关系着土壤水和空气的状况、土壤微生物的活动和植物生长等。土壤孔隙性状对土壤污染物的过滤截留、物理和化学吸附、化学分解、微生物降解等有着重要的影响，如通气孔隙量大，土壤下沉强度大，渗透量大等。土壤上层的有机污染物、无机污染物容易被淋溶进入地下水而造成污染。

（3）土壤结构性

土壤结构性状是指土壤固相颗粒的排列形式、孔隙度以及团聚体的大小、多少及稳定度。其构成会影响土壤中固、液、气三相的比例，进而增加或降低土壤水分、养分的供应能力，通气、热量状况，以及根系在土壤中的穿透能力。无结构或结构不良的土壤紧实度和通气透水性差，土壤中的生物活动会受到抑制，不利于污染物的自净。

2. 化学性质

（1）土壤胶体

土壤胶体通常指具有胶体性质的微细固体颗粒，是土壤最活跃的成分之一，对污染物在土壤中的迁移、转化有重要作用。通过土壤胶体的交换吸附作用，可以将交换力量强的元素保存起来而将交换力弱的元素淋洗迁移。胶体的吸附特别是有机胶体的吸附，在很大程度上决定着土壤重金属的分布和富集情况。

（2）土壤酸碱度

土壤酸碱度又称"土壤反应"，是土壤溶液的酸碱反应。土壤酸碱性对土壤中的氧化还原、沉淀溶解、吸附—解吸和配位反应起到关键性的作用，能够制约某些土壤污染物的形态、积累、转化和归趋。

（3）土壤缓冲性

土壤具有抵抗或缓冲酸碱物质、改变土壤反应的能力。土壤缓冲作用可以缓和污染物进入土壤造成的土壤酸碱的变化，在减轻污染物的危害、保持土壤性质稳定方面具有重要作用。

3. 微生物性质

土壤微生物是土壤中最原始的活的有机体，它能推动土壤的物质转换、能量流动和生物转化循环。大多数土壤微生物靠分解有机质以取得生命活动所需要的能量和营养物质。由于这些土壤微生物的生命活动，有机质被分解、养分被释放并产生一种新的有机物质——腐殖质，它对土壤结构的形成、土壤理化性质的改善极为重要。

同时，土壤微生物还要参与污染物的转化，这也就是土壤的自净能力，此过程对减轻污染物危害起着重要作用。如微生物对土壤农药的降解作用，可促使土壤农药脱毒或彻底净化。值得注意的是，微生物不仅具有降解脱毒作用，在其作用下，某些无毒的有机物分子也可以转变为有毒物质。

二、土壤与人体健康

（一）土壤物理特性与健康

1. 土壤固态与健康

（1）土壤矿物质

土壤矿物质分为原生和次生矿物质两类，岩石经过复杂的物化作用形成的矿物颗粒，其含量占土壤固态部分总重的90%以上，是土壤的骨骼和植物营养元素的重要供给来源。土壤矿物质的成分和性质不仅影响土壤的理化性质和土壤肥力，对土壤中的重金属、农药等污染物质的迁移转化和有效性也会产生重要影响。通过其他环境要素或农业生态系统，土壤矿物质可直接或间接地影响人体健康，如碳酸盐岩的溶蚀作用可导致钙、镁离子由岩石迁移至水中，增加了水的硬度。而长期饮用高硬度的水会降低机体免疫力，增加高血压、心脑血管、结石等疾病的发病风险。

（2）土壤颗粒

土壤颗粒的大小及组成和空间排列状态在很大程度上影响着土壤的孔隙率、透水性、渗水性、溶水性等多种物理特性，对土壤的卫生状况有重大影响。另外，土壤与大气质量也有一定关系，如土壤细颗粒形成的扬尘是大气悬浮颗粒物的重要来源和组成部分，其理化性质很大程度上决定了大气悬浮颗粒的质量。近年来，大量流行病学研究发现，沙尘污染易造成以呼吸系统为主的多系统损伤。李新虎（2007）等发现：在土壤砂粒含量高的地区，新生儿的神经管畸形发生的风险会显著增加；在土壤黏粒含量高的地区，神经管畸形发生的风险会显著降低。

（3）土壤有机质

土壤有机质是土壤中含碳的有机物质的总称，主要分布在土壤耕层中，是土壤养分的主要形成因素。土壤有机质包括两类：一类是动植物残体分解和合成的中间产物，另一类是土壤特有的腐殖质。腐殖质占土壤有机质总量的85%~90%。从健康角度看，土壤腐殖质有很强的活性和吸附性，对土壤环境污染物的形态、迁移、自净和生物可利用性有着重要的影响。武春媛等（2009）的研究表明，腐殖质的呼吸作用能够促进重金属以及有机污染物的脱毒；另外，土壤腐殖质由微生物、动植物残体转化而来，其中微生物已经死亡，没有不良气味，在卫生学上是相对安全的。

2. 土壤气相与健康

土壤空气中各种成分受土壤污染程度、土壤生物化学作用和大气交流影响而变化。当大气压和地表温度发生变化时，土壤空气和大气发生交流。土壤空气成分直接影响与之相近的地下通道、防空洞和地下室等空气成分，甚至影响居民区大气和室内空气的成分，并通过呼吸系统对人体健康产生影响。比如土壤中的有害气体可逸出土层，弥散在人的呼吸道周围，对挖沟、掘井作业的从业人员产生危害。土壤有害气体还可渗入地下室、防空洞、隧道、地铁内，进而危害人体健康。

3. 土壤液相与健康

土壤液相即土壤中的水分。土壤水除对植物生长具有重要作用外，还对人类健康有重要影响。土壤水中含有植物和人体必需的许多常量和微量元素，通过土壤—植物—人的食物链进入人体。土壤水中的污染物质通过淋洗和渗透的方式影响水质量，最终对人体健康产生影响。土壤水还影响微生物的生存，与病原体的种群和数量有直接的关联。土壤水与大气、地表水、地下水共同处于一种动态的循环中：一方面，土壤水分的蒸发和渗透，影响土壤化学元素和化学物质在土壤表层的累积和植物效应；另一方面，土壤中溶解的生命必需元素和污染物质直接影响着地表水和地下水体成分，从而影响人类健康。土壤性质和地下水位状态是当地气候环境的重要调节因子，可影响当地居民区的微小气候，是选择建筑地段和规划居民区所必须考虑的重要因素。

（二）土壤化学特性与健康

土壤环境、化学元素以及人体之间存在着十分密切的关系。正常情况下，人体内的化学元素和土壤中的化学元素之间保持着动态的平衡关系。当土壤受到污染，这种平衡关系遭受破坏时，土壤中与人类生命和健康关系密切的化学元素含量会发生变化，进而影响人体健康。

土壤的形成过程中，各种化学元素的蓄积、迁移和转化规律均有不同，导致土壤元素的地域性差异较大。地理分布的不均造成局部地区土壤化学元素的缺乏或过剩，会对人体健康产生不良影响，甚至引起生物地球化学性疾病。例如，流行病学经调查发现，克山病和大骨节病区土壤中硒的含量明显低于非病区，病区生产的粮食和人体中的硒含量也明显低于非病区；而富硒地区硒含量过高可导致常住人群中毒，中毒患者会出现脱甲、凝血时间延长、血谷胱甘肽过氧化物酶活性下降等症状。

（三）土壤微生物特性与健康

土壤微生物会参与多种化学元素的物质循环，如氮、碳、硫、磷等物质需要经过微生物的作用才能转化为有效形态，植物才能加以吸收利用，这对植物生长和营养平衡至关重要；同时，氮、碳、硫、磷等又是重要的环境污染物质。因此，微生物参与下的物质转化对环境的自净功能有着重要影响。有机氯农药和生活垃圾形成的污染等，必须在微生物的作用下才能降解。来自人、畜、禽粪便的有害病原微生物，也必须在土壤微生物的作用下才可以分解。土壤中的某些病原微生物可长期存活，通过直接或间接途径转移到人体中，最终引发人体疾病如破伤风、炭疽病等。

（四）土壤致癌因子与健康

土壤长期受人类活动的影响并遭到污染，当污染物的浓度超出土壤自净能力时污染物便在土壤中贮存，然后迁移到相邻的环境介质中，间接地对人体健康产生危害，导致人体脏器慢性中毒，并有致畸甚至是致癌的风险。

1. N-亚硝基化合物

N-亚硝基化合物（N-nitroso Compounds，NOCs）包括 N-亚硝胺和 N-亚硝酰胺两大类，共有三百多种物质，其中大多数物质对人体有致癌性，可诱发胃癌、肝癌、肺癌等各种癌瘤。

土壤中的硝酸根和含氮化肥在植物酶和硝酸细菌的转化作用下形成具有强致癌性的亚硝酸盐，这种物质通过水和食物被人体吸收，从而危害人体健康。

2. 多环芳烃类

多环芳烃（Polycyclic Aromatic Hydrocarbons，PAHs）类污染物分布很广，在各种环境介质中都已发现。多环芳烃主要来源于煤和石油燃烧形成的烟尘粒子，这些烟尘粒子通过多种方式或沉降于土壤，或进入水体，不断地生成、迁移、转化和降解，并通过呼吸道、皮肤、食物等方式进入人体，影响人体健康。

3. 重金属

相对密度在5以上的金属被称作重金属，主要包括铜、铅、锡、镍、钴、锑、汞、镉和铋等。重金属在空气、土壤和水体中均有分布。大量流行病学研究已证实，镉、砷、铬、镍等重金属与人群多种癌症的发生密切相关。

三、土壤污染

土壤是人类居住的基地、农作物的生长载体、地球各圈层的连接枢纽，其质量直接影响人类的居住环境安全和食品安全。土壤污染不仅给土壤生态系统带来危害，还会直接或间接地危害人体健康，污染物的迁移和转化还可对水体和大气等其他环境造成二次污染。

外来物质、生物或能量的输入超过了土壤的净化能力，使其有利的物理化学及生物特性遭受破坏而减低或失去正常功能的现象称为土壤污染。

（一）土壤污染的来源

土壤对污染物具备一定的容纳性，但其过程是漫长的。一旦污染物输入土壤的累积数量和速度超过了土壤环境的自净能力，就会导致土壤环境正常功能的失调和土壤质量的下降，而土壤污染最终将通过食物链对生物和人类造成直接危害。

土壤不断地与环境进行着物质和能量的交换，土壤污染的物质来源也极为广泛，有自然的污染源，也有人为的污染源，而人为污染又是造成土壤污染的主要原因。按照污染物进入土壤的途径，可以将土壤污染源分为以下几类。

1. 农业污染源

农业污染源主要是农业生产过程中使用的化肥、农药、残留地膜以及使用被污染过的废水浇灌等，其主要特点表现为剂量低、主要集中于表层或耕层的 20 厘米范围内、污染面积广泛等，属于面源污染。

2. 工业污染源

工业企业排放的"三废"物质是土壤环境污染物的重要来源之一。对工业"三废"的不合理处置将直接引起周边土壤的污染，同时，工业"三废"也会通过其他途径间接污染土壤，最终通过食物链进入人体，影响人类健康。一般来讲，由工业"三废"引起的土壤污染仅限于工业区周围数十公里的范围内，属于点源污染。我国的土壤污染源主要集中在沿海区域、华北区域、长三角区域以及珠三角区域等工业发达的地方。

3. 生活污染源

直接作为肥料施于土壤的人、畜和禽类等的排泄物，以及未合理处置的城市垃圾等都是土壤的主要生活污染源。同时，电子垃圾的非法处置使大量有毒有害物质对土壤造成污染，并最终危害人体健康。

4. 交通污染源

随着交通工具的大量增加，特别是以石油为主的交通工具，如汽车、飞机、火车（内燃机）和轮船等，其排放的尾气中含有各类有毒有害物质，它们通过大气沉降对土壤产生污染。如公路及铁路两侧的土壤污染较严重，污染物浓度随着与道路距离的增加而降低。

5. 其他污染源

灾害、战争等自然或人为因素都可以造成土壤污染，如火山喷发、核电站放射性元素泄漏、战争中使用毒气等，同样会对土壤环境造成污染。

（二）土壤污染的类型

根据污染物的种类，可以将土壤污染分为化学污染、物理污染、生物污染和放射性污染等类型；根据污染物的物理化学性质，可以将土壤污染分为有机、无机和放射性污染三大类；根据污染物源的排放性质可划分为点源污染、面源污染和移动源污染；根据污染的区域尺度，可划为局部污染和区域污染。

四、土壤污染对人体健康的危害

（一）土壤污染物进入人体的途径

土壤污染物通过呼吸系统、水、食物与皮肤等途径进入人体。

1. 土壤—大气—人体

土壤中的有害气体与大气进行气体交换，从而造成空气污染。土壤挥发的污染物主要包括：地表处理设施，如地表蓄积、回填、土壤处理厂等挥发的污染物；植物吸收的挥发性有机物质；土表化学物质溢出形成的蒸气；地下储罐或管道流失形成的蒸气；地下水污染形成的挥发性有机物质。这些污染物通常会经过溶解吸附、移动到土壤表层、蒸发，从土壤挥发到大气。影响污染物挥发速率的因素主要包括：污染物在土壤中的蒸气压，污染物移动到土壤表层的速率，污染物与土壤吸附的相互作用，土壤中污染物的梯度浓度；土壤特性，如孔隙度、密度、水分含量、有机质和黏土含量；空气条件，如气温、气流和气湿。这些从土壤表面挥发的有机污染物可以通过呼吸系统进入人体，进而对人体健康产生危害。

2. 土壤—水—人体

土壤污染物可从土壤溶入地表径流，或通过雨水的冲刷和淋洗污染地表水和地下水，人们饮用被污染的地表水和地下水，将污染物摄入机体。土壤污染物主要通过以下四种形式经水转移至人体：地表水径流、污水灌溉、地下水和水生生物。

（1）地表水径流

土壤污染物通过雨水冲刷、淋洗进入地表水体后，可通过水生植物的根系吸收向植物的地上部分以及果实中转移，使有害物质在作物中累积，还可进入水生动物体内并蓄积。有些污染物，例如汞、镉等，虽然其含量在农作物或水体动物中远不至危害生长发育，但其可食用部分的累积量却已超过食用标准，因而能够对人体健康产生危害。

（2）污水灌溉

污水灌溉是指使用经过一定处理的污水、工业废水，或生活与工业混合污水灌溉农田、牧场等。随污水进入农田的有害物质被农作物吸收，其有害物质含量不断累积，有些甚至超过人兽食用标准，因而对人体造成健康危害。

（3）地下水

土壤中的污染物还可向地下渗漏，进入地下含水层中发生转移，最终污染地下饮用水源。虽然土壤污染物进入地下水这一过程十分漫长，但水井或地下水源一旦受到污染，污染物会在相当长的时间内持续存在，且浓度越来越高。

（4）水生生物

进入地表水的污染物，除可通过饮用水直接进入人体外，还可以被水中的水生动物或植物所摄取，并在生物体内大量蓄积。另外，进入水体的有害物质可以被河流带来的泥沙覆盖，成为底泥中污染物的储藏库。而在水流的冲击下，底泥中的污染物也可以再次进入水体，成为"二次污染源"。这些二次污染物进一步附着在水生植物、浮游动植物上，沿着食物链过程进入人体，危害人类健康。

3. 土壤—食物—人体

土壤污染物通过食物进入人体的途径主要有植物直接吸收转移和食物链转移两种。

一是植物直接吸收转移。植物对污染物的吸收是一个复杂的过程，影响植物吸收的因素包括污染物的半衰期、植物的种类和生长期，至于环境因子，如气温、土壤水分含量、pH值、有机质含量等，也影响植物对土壤污染物的吸收。

植物对重金属和有机污染物的吸收机制有四种：

①根部吸收并传导至植株较高部分；

②从空气中吸收有机污染物；

③污染物的外部污染穿透进入植株；

④含油植物中含油细胞的传导。污染物常常通过上述几种途径进入植株，

根部吸收和空气吸收通常占主导地位。

二是通过食物链转移。食物链以生物种群为单位联系着群落中的不同物种。土壤中的污染物可沿着食物链在生物体间转移，在转移的过程中，通过食物链每个营养级的累积和放大作用，将土壤中的污染物蓄积、转移至食物链的顶端——人体。

生物蓄积作用是指，同一生物个体对某种污染物的摄入量大于排出量，导致该种物质在体内的含量逐渐增加。生物浓缩作用是生物机体摄入环境中某种污染物后对其加以浓缩，使生物体内该物质的浓度超过环境浓度。生物蓄积和生物浓缩最终导致生物体中某种污染物的浓度高于环境浓度，随着食物链逐级增大，生物放大作用最终得以形成。

因此，土壤中的低浓度的污染物，可通过生物蓄积、生物浓缩和生物放大作用，使高位营养级的生物受到毒害，最终威胁人类健康。

4. 土壤—人体

土壤污染物，特别是生物性污染物，可通过人体与土壤的直接接触进入人体，危害健康。例如，用于肥田的生活垃圾、禽畜粪便等固体废弃物中的线虫、蠕虫等寄生虫卵或幼虫，可通过破损的皮肤，或被污染的蔬菜、瓜果进入人体，使人体感染寄生虫病。此外，土壤中的放射性污染物可通过照射直接作用于人体，引起放射性健康损害。

（二）土壤污染物在人体中的代谢

土壤污染物进入人体后，通常会经历吸收、分布、代谢和排泄等过程。土壤污染物对机体健康危害的部位和程度与其在体内的吸收、分布、代谢和排泄过程密切相关。

1. 污染物侵入人体的方式

一是消化道吸收。经水和食物转移的土壤污染物，主要是通过消化道吸收进入体内。消化道对土壤污染物的吸收过程受很多因素的影响：

①消化道中的多种酶类和细菌种群。

②胃肠道内容物的种类和数量、排空时间及蠕动状态。当胃肠蠕动降低时，污染物通过缓慢，吸收增加；蠕动增强时，内容物加速通过，污染物的

吸收则减少。

③土壤污染物的溶解度和分散度。分散度较大的细颗粒与胃肠上皮细胞接触密切，利于吸收；污染物的溶解度受到饮食营养状况的影响。例如，摄入高钙、高铁或高脂食物可降低铅的胃肠道吸收。

二是呼吸道吸收。土壤挥发到空气中的污染物由呼吸道吸收，经门静脉血液进入肝脏，直接进入体循环，并分布全身。从鼻腔到肺泡，不同部位的组织结构不同，对污染物质的吸收情况也不同：进入呼吸道越深，呼吸道表面积越大，停留时间越长，污染物的吸收量越大。

三是皮肤吸收。一般来说，皮肤对土壤污染物的通透性较弱，是将机体与外界环境隔离的良好屏障。但仍然有不少土壤污染物可通过皮肤吸收引起全身毒性作用。环境污染物主要经表皮、毛囊、汗腺及皮脂腺进入体内。

污染物通过表皮吸收，需通过表皮角质层、连接角质层和基膜三层屏障。如皮肤表面有大量汗液分泌，环境污染物则易于溶解和黏附在皮肤上，与皮肤的接触时间相对延长，就更容易被吸收。角质层对皮肤通透性有决定性作用，若角质层被擦破，可使各种污染物的通透性迅速增加。

2. 污染物在体内的分布、贮存和排泄

（1）分布

土壤污染物被吸收进入血液和体液后，随血液和淋巴的流动逐步分散到全身各组织和器官。污染物在人体组织和器官的分布主要由进入体内的时间和亲和力决定。人体内有部分器官具备阻止污染物通过的屏障，可一定程度上减少外源污染物对这些器官的损害。

（2）贮存

污染物与血浆蛋白或组织器官结合，并积聚在特定部位，对积聚部位发挥毒作用，则该部位为靶部位或靶组织、靶器官；而对部分组织器官不显示毒性作用，仅有蓄积存储作用，如血浆蛋白、肝、肾、脂肪和骨骼等。

（3）排泄

污染物及其代谢产物由体内向体外转运，主要是通过尿液和粪便排出实现的。肾脏是最主要的排泄器官，经肾随尿液排出污染物的数量超过其他各种途径排出的总和。另外，有些途径往往对某一特殊化学物的排泄具有特殊意义。

3. 污染物在体内代谢的影响因素

多种因素可影响外源污染物的生物转化过程，其实质是影响生物转化过程中各种酶类的功能和活力，使外源污染物生物转化的途径和速度发生变化，从而改变其对机体的生物学作用和机体对该污染物的反应。

（1）个体差异

外源性污染物在生物转化上的个体差异，主要是指某些参与代谢的酶类在个体间的活力不同，而不是某种酶类的有或无。

（2）饮食营养状况

对于经生物转化可达到解毒或降低毒性作用的大多数外源性污染物来说，当蛋白质缺乏、营养较差时，其转化速度减慢，对机体的毒性增强。反之，对于那些本身不具备毒性，生物转化后才具毒性的外源性污染物而言，当蛋白质缺乏时，某些催化酶活力下降，其毒性反而降低。

（3）年龄

随着年龄的增长，某些代谢酶的活力也会发生变化，体内生物转化的能力也随之改变。初生及未成年时，机体的微粒体酶功能尚未完全发育成熟，在成年后达到高峰，之后又开始下降，老年时期较弱，故对污染物的生物转化功能在初生、未成年和老年均较成年为低。

（4）代谢状态

污染物进入机体内，其浓度或剂量会影响代谢状况，从而对机体产生的对健康危害作用。

4. 人体对土壤污染物的反应

土壤污染物进入人体后，机体会产生不同程度的反应。一方面，机体通过生理适应过程来维持机体正常的生理功能；另一方面，机体通过多种途径阻止污染物的损害作用，主要包括各种生物膜屏障、代谢解毒、分子水平和细胞水平的修复、代偿和免疫防御等。土壤污染物低强度侵入（剂量或派度较低，作用时间较短）时，人体可以通过正常的生理调节，使机体适应和耐受，不致产生健康损害和疾病；当土壤污染物高强度侵入（即剂量或浓度较高，作用时间较长）或长期在人体内蓄积时，可破坏人体生理的自稳性，超过人体生理调节能力即会造成对某些组织、器官机能、代谢和形态结构的损害，引起疾病，最后还可能会导致死亡。

因此，污染物进入机体后，从健康损害到疾病发生，存在一个由量变到质变的演变过程。这一过程通常可分为适应期（少量污染物对机体不造成危害）、代偿期（污染物对机体有危害，是不宜察觉的疾病早期）和损害期（污染物对机体造成损害）三个阶段。

（三）土壤污染物对人体健康的影响

1. 土壤污染物对人体健康的危害特点

土壤污染物从多种途径侵入人体，对人体健康的危害隐秘、间接而复杂。其主要特点包括：土壤污染的涉及面广，接触污染的人口多，包括老弱病幼甚至胎儿等敏感人群。低剂量、长时间作用，污染物在土壤中浓度较低，且不易察觉，但人群通过多途径会形成长期接触，甚至终生接触。土壤污染物可通过呼吸道、消化道、皮肤等途径进入机体。土壤中往往同时存在多种污染物，各有不同的生物学作用。根据多种污染物同时作用于机体产生毒性反应的性质和大小，其联合作用可表现为相加作用、增强作用、拮抗作用或独立作用。

2. 土壤污染物对人体健康危害的影响因素

土壤污染物对人体健康危害作用的性质和强度受到很多因素的影响，主要包括土壤污染物的结构与性质、机体状况、吸收途径和环境因素等。机体对土壤污染物的感受性和耐受性，与个体的年龄、性别、营养和健康状况等都密切相关。接触污染物的途径的差异，也将影响污染物的直接吸收和分布，污染物的代谢转化、毒性反应的性质和程度也都不同。环境的气温、气压、昼夜或季节节律、噪声等因素都将影响土壤污染物对机体的健康危害作用。

3. 土壤污染物对人体健康危害的类型

土壤污染物进入人体可引起人体的急性或慢性中毒，还可能致畸、致突变、致癌。土壤污染对人体健康的损害，按发病时间可分为急性危害、慢性危害和远期危害。

急性危害是指污染物一次大剂量或 24 小时内多次接触机体后，在短时间内使机体发生急剧的毒性损害。土壤污染物主要通过间接途径进入人体，因此，土壤污染引起的急性损害较为少见。

慢性危害是土壤污染物在较长时间和低剂量的共同作用下对机体所产生的危害，与污染物的暴露剂量、暴露时间、化学污染物的结构、性质和生物半衰期、机体的反应特性密切相关。所致的慢性危害主要表现为非特异性影响和引起慢性疾患，而重金属和持久性有机污染物往往是引起慢性疾患的主要污染物。

土壤污染物长期作用于机体，往往会损伤体内的遗传物质而引起突变，给机体带来远期的危害。这些危害主要表现为：

①致突变作用。机体在一定条件下发生突然的、根本的改变为突变现象，致突变作用主要包括染色体断裂剂、药物、工业毒物、农药、食品添加剂等类别。

②致癌作用。人类癌症绝大多数都与环境因素有关，其中，由化学性因素引起的占90%、病毒和放射性因素占5%。

③致畸作用。环境污染对生殖细胞的损伤、对胚胎发育的干扰等都将导致新生儿先天畸形。

4. 土壤中不同类型污染物对人体健康的危害

土壤污染主要通过间接的方式对人体健康产生危害，若将污染土地作为住宅、商业、教育、医院建设用地进行开发，则土壤污染物可能通过呼吸吸入、口摄入和皮肤接触等多种方式进入人体，危害健康。另外，土壤—植物系统是生物圈的基本结构单元，与人类有着生存层次上的关系。人类健康是社会持续发展的基石。土壤污染使有毒有害物质在植物中积累，并通过食物链进入人体，从而引发疾病，危及人类健康和生存。土壤中不同污染物对人体健康的影响也不同。

土壤中的污染主要包括：有机物污染，部分物质难以降解，最终通过食物链进入人体，造成人体慢性中毒；重金属污染，土壤中的多数重金属无法降解，最后只得渗入地下水，或者是通过食物链累积放大；病原微生物污染，污染物主要来源于粪便、垃圾、生活污水和医院污水等，存活时间长，有可能引起疾病的暴发流行。

第四节　其他环境污染与人体健康

一、物理性环境污染与人体健康

物理性环境污染是指放射性物质、电磁辐射、噪声、光污染等物理性因素引起的环境污染，一般其污染的范围小，持续性也更小。一般情况下不会有残余污染物质存在，并随着污染源消失而消失。

（一）放射性污染对人体健康的影响

放射性污染主要是指由人工辐射源造成的污染。一些生产和使用放射性物质的企业排放到空气中的"废物"，医院、科学部门等使用的 X 射线源及放射性物质镭、钴、发光涂料、电视机显像管等，都会产生一定的放射性物质，尤其是核武器试验时，会产生大量的放射性物质。这些物质进入环境中后，会污染环境，进而危害人体健康。

科学研究表明，放射性物质对人体的危害是十分严重的。当人体吸入有放射性的气体或接触到有放射性的物质后，会对全身或甲状腺、肺等器官造成损害。近些年来，癌症的发病概率上升，与放射性污染有着密切的关系。

（二）电磁辐射污染对人体健康的影响

电磁辐射对人体的危害是由电磁波的能量造成的，由于在环境电磁辐射污染中以环境射频辐射和极低频电磁场污染最为常见、普遍和严重，因此，在目前的环境医学和毒理学文献中，一般将"环境射频辐射和极低频电磁场"简称为"环境电磁辐射"。在人们生活工作的许多领域，都有电磁辐射的产生，如电视、通信、导航、医疗卫生、食品加工、木材加工以及家用电器等。电磁辐射在给我们的生活带来方便的同时，也带来了环境电磁辐射污染问题。

人们在日常生活中无法直接感受到电磁辐射的存在，因而电磁辐射对人体健康的危害具有隐匿性。机体的中枢神经系统对电磁辐射非常敏感，高频电磁辐射会让人体出现窦性心动过缓、窦性心律不齐、右束支传导阻滞、左室高电压、室性期前收缩及房性期前收缩等情况。除了这些，电磁辐射还对人体的内分泌功能和代谢、免疫功能、生殖系统和胎儿发育造成影响。流行病学研究发现，电磁辐射能增加儿童白血病的发病率，使肿瘤更易产生。

（三）噪声污染对人体健康的影响

噪声污染是指在工业生产、建筑施工、交通运输和社会生活中所产生的噪声，对生活在周围的人们的正常生活、工作和学习造成影响的一种污染。随着近代工业、交通、房产等事业的发展，噪声污染已成了危害人们健康、安宁的重要社会公害之一。

噪声广泛地影响着人类的正常生活，科学家对于噪音对人体影响的研究已有多年历史。许多研究表明，强噪声除了可导致耳聋外，还会对人体中枢神经系统、心血管系统、消化系统和生殖系统产生损伤。若长期暴露在噪音环境中，人的睡眠质量和时间均会受到影响，也会产生头痛、昏晕、耳鸣、多梦、失眠、记忆力减退和全身疲乏无力等症状，伴随厌烦、苦恼、心情烦躁、不安等心理异常表现，从而影响工作效率和生活质量。除此之外，强噪音还会增加高血压、冠心病与动脉硬化症的发病率。

（四）光污染对人体健康的影响

光污染（Light Pollution）是指环境中可见光、紫外线辐射、红外线辐射、反射太阳光、人造光等光辐射过多对城市交通、生物、环境等造成的不良影响。现代人类面临的光污染主要是指反射太阳光对环境造成的污染。现代建筑多用金属材料、白色涂料、白色瓷砖、玻璃幕墙及合金铝等反光材料进行装修，这些材料在日光照耀下会产生很强的反射光，从而对人体造成危害。

适量的光辐射对于人体健康来说是必需的，但过量以后，就会对人体健康、人类生活和工作环境造成损伤。光辐射的穿透性并不很强，所以影响的器官主要是眼睛和皮肤。过量光辐射的急性效应主要表现为眼睛的角膜炎、视网膜损伤及皮肤的红斑与烧伤。慢性效应主要表现为眼睛的白内障、视网膜变性、皮肤的老化和皮肤癌。

二、化学性环境污染与人体健康

化学性环境污染主要是指工业废弃物、农用化学物质、环境激素等化学物质排放到环境中并对其造成影响的污染。这些化学物质可分为有机和无机化合物，它们中的大多数是在人类活动或工业生产的过程中产生的，对人体有致癌、致畸、致突变等不良影响。在此，我们主要讨论重金属、农药和化肥对人体健康的影响。

（一）重金属污染对人体健康的影响

重金属具有富集性，很难在环境中降解，可造成严重的环境污染，不仅会直接危害人体健康，还可导致环境质量的恶化。重金属进入人体内不易被排泄，当其蓄积超过生理负荷时，将导致人体出现急、慢性中毒或造成远期危害。

（二）农药污染对人体健康的影响

我国使用的农药主要是化学合成农药，如有机氯农药、有机磷农药、除草剂等，农药使用不当会对人体和环境造成严重危害。随着农业经济的发展，农药的应用范围与用量逐年增长，对人体造成的危害也在逐年加剧。

由于农药可经水体、土壤、大气、生物等媒介的传播而迁移，其分布可以说是全球性的，那些难以转化与降解的农药更是如此。

大多数农药是有毒化学物，有的属高毒、剧毒化学物，有的毒性虽然不高，但通过长期的积累，也可对生物造成影响。农药不仅可以通过消化道、呼吸道和皮肤等途径进入人体，还可溶解在脂肪和汗液中，通过皮肤、毛孔进入人体，从而引起中毒。在实际生活中，农药对人类的影响主要是通过食物链来实现的。农药进入人和哺乳动物体内会引起多种毒效应，从急性中毒到慢性影响，从轻微的刺激、损伤到致病、致癌，甚至致死。

（三）化肥污染对人体健康的影响

化肥作为为农作物直接或间接提供养分的物料，造成的环境污染主要是指化肥中的营养元素和有毒有害物质对生态环境的污染。在施肥时，化肥中的一些物质可被作物吸收，而其余部分则可能进入大气、水体或残留在土壤中，其数量超过外界的自净能力时，就可对环境造成污染；而人体饮用了被污染的水或食用了被污染的食物，人体健康就会受到损害。

化肥污染主要是通过破坏生态环境或通过食物链间接达到对动物和人体健康的危害，直接的危害作用较少。化肥的长期施用不当会导致臭氧层臭氧的消耗、温室气体增加、水体富营养化等一系列问题，以致生态环境恶化，生态系统遭到破坏，从而间接对人体产生生态毒理作用。

三、生物性环境污染与人体健康

生物性环境污染是指由于人类生产和生活活动或其他原因导致细菌、真菌、霉菌、病毒、动物毛皮屑、灰尘微粒和花粉等进入环境，对生态环境和生活在其中的人类造成危害和影响的现象。在我们周围的环境中，还有许多微生物可以经人类呼吸、饮水或食物传播引起人类的疾病，如细菌性痢疾、伤寒、霍乱、甲型病毒性肝炎等都会对人类健康形成严重威胁。

（一）空气生物性污染对人体健康的影响

空气生物性污染因子主要包括细菌、真菌、病毒、寄生虫、花粉及各种变应原等，一般存于空气中。生物性污染物通过尘埃、飞沫及其形成的非常细小的粒子进行传播。一般来说，微生物气溶胶粒子的粒径越小，越容易进入呼吸道深部，危害人体健康。空气生物性污染对人体健康可产生许多不利影响，人体吸入后，可引发多种呼吸道和消化道传染病及过敏性疾病；大气微生物可对儿童的肺通气功能造成影响；军团菌可引起肺部感染；结核杆菌可导致人体患结核病；花粉可引起人体呼吸道和眼部过敏等。

（二）水体生物性污染对人体健康的影响

致病微生物、寄生虫等生物大量进入水体，或藻类大量繁殖等现象，都将导致水质恶化，进而危害人类健康。水中的微生物绝大多数是天然寄居者，它们一部分来自土壤和空气中的尘埃，对人群一般无致病性。人类的生产与生活活动，使大量的工业、农业和生活废弃物排入水中，其中包含了某些病原体，从而引起水环境生物污染。水体受到生物性污染后，最常见的危害是居民饮用、接触了被病原体污染的水，造成介水传染病的爆发流行，如腹泻、痢疾、霍乱等。在受到生物污染而又静止不动的水体中，一些昆虫，如蚊虫、蚋和舌蝇等可以通过水体传播疟疾等疾病。

（三）土壤生物性污染对人体健康的影响

自然或人类的生活、生产活动使有害生物种群侵入土壤并大量繁殖，从而引起土壤质量下降，人体食用了在土壤中生产出的、受到了污染的食物之后，污染物就通过食物链进入人体，从而对人体产生影响。病原体污染土壤后可在土壤中存活一定的时间，在一定条件下通过土壤—人的途径导致人体患病。在我国，因土壤生物污染而暴发的流行病年年皆有发生，其中以痢疾、肝炎最为常见。

第五节　气候要素对人体健康的影响

自然地理要素一般是指地表自然形态所包含的地貌、气候、水系、植被和土壤等。地貌和气候是其中最主要的因素，也是康养的基本地理要素。

一、气温对人体健康的影响

人是恒温动物，人体的产热和散热要与周边环境相互协调，否则，人体将产生不适，甚至是生病。气温对人体的主要影响表现有以下四个方面。

（一）气温对人体体温的影响

人体基础代谢产热，理论上体温上升 2℃/小时，人体须不断散失热量才能达到恒温的结果。人体主要通过皮肤以热辐射、对流和传导的方式向外界散失热量：一种是在常温或冷环境下以非蒸发性热交换为主的干热交换（Dry Heat Exchange）；另一种是以蒸发性热交换（Evaporative Heat Exchange）为主的潜热交换（Latent Heat Exchange）。

气温对人体体温调节起着主要作用。当气温升高后，人体加大散热。高温将使人出现热痉挛、长痱子等现象，持续高温时，人体体温调节功能将导致中暑现象。气温降低后，人体产热加大，当人体产热小于散热的负平衡后，将出现全身性冻僵或局部性冻伤。体温降至 34℃ 时，机体出现寒战反应；体温降至 31℃ 时，呼吸、心率减慢，疼痛感消失；体温降至 20℃ 时，血压降低，呼吸、脉搏微弱，将出现昏迷现象，严重者死亡。

（二）气温对人体关节的影响

人体组织中关节温度最低，恢复速度慢，气温下降后关节润滑液黏度增加，关节活动阻力也增加，会大大影响关节的活动能力，甚至造成关节功能疾病。关节病痛的人对天气变化较敏感，特别是寒冷对关节病的影响格外严重。

（三）气温对消化器官的影响

气温对胃肠机能和消化液分泌有明显影响。高温会抑制胃的运动机能，使胃液减少；同时，胰腺和肠腺活动频率也降低，导致人体的消化功能减弱，表现为食欲减退。这些在夏季尤为明显。

（四）气温对内分泌腺的影响

气温可影响脑垂体、甲状腺、副甲状腺、肾上腺皮质、肾上腺髓质等多种内分泌腺的功能。气温变化时影响它们的分泌，使人表现出不同的症状，甚至会导致疾病。

二、湿度对人体健康的影响

单位容积空气所含的水汽质量称为绝对湿度，用单位克/立方厘米表示；大气的实际水汽压与同温度下的饱和水汽压之比，称为相对湿度，是无量纲，用百分数表示。相对湿度变化通常与气温变化呈现相反关系。

相对湿度对人体健康有一定的影响。相对湿度因子对人体的影响总是和气温有强烈的相关性。气温异常时，相对湿度对人体的热平衡和温热感有较大的影响，而气温适中时，这种影响则较小。

当气温在 15.5℃~27℃ 之间时的无风状态，相对湿度对人体体感影响不大；当气温在 27.1℃~32℃ 之间，无风状态，相对湿度大于 70% 时，人体感觉湿热；当气温在 32.1℃~35℃ 之间，无风或微风状态，相对湿度大于 60% 后，人体就会感到闷热；当气温大于 35.1℃ 后，相对湿度大于 60%，人体均感闷热；而 38℃ 以上时，人体感受为酷热。高温高湿的环境对人体热平衡影响非常大，人体会感觉闷热难耐；而低温高湿的环境，人体则会感觉阴冷难受。

三、气压对人体健康的影响

气压是指大气对地球表面的一种压强。海拔是指某地点高出或者低于海平面的垂直距离。一般情况下，人体能够较好地适应气压的缓慢变化，但其若在短时间快速波动，就会对机体产生较大的影响。随着海拔的高度变化，气压也会随之升高降低，身体将出现一系列的变化。

气压变化会影响空气氧分压变化，气压下降后，人体内的肺泡氧分压和动脉血氧饱和度都将降低，导致机体发生系列生理反应，如呼吸急促和心率增加。一般人体只适应 20% 的氧分压降低，一旦超出这个范围，就会出现机体供氧不足，从而引发头痛、恶心、呕吐和无力等症状。

四、阳光对人体健康的影响

太阳辐射是地球万物的主要能量供给源泉，也是地球气候形成的最重要因子。太阳光包括无线电波、红外线、可见光、紫外线、X 射线、β 射线、γ 射线等几个波谱范围。太阳电磁辐射的绝大多数能量（99.9%）集中在红外线、可见光和紫外线之间。太阳辐射的能量主要集中在波长 0.15~4 微米之间，其中可见光区约占 50%，红外区约占 43%，紫外区约占 7%；地球表面可观测的太阳辐射波段范围为 0.295~2.5 微米，至于波长小于 0.295 微米和大于 2.5 微米的太阳辐射，被大气中的臭氧和水汽等大气分子吸收，基本不能到达地面。

阳光对人体有光化学效应。可见光对神经系统有较为明显的影响，如红光使人精神振作，紫光使人安静，绿色最令人舒适。适度光照可以振奋情绪，防止视疲劳，还能影响机体代谢、内分泌等。

（一）红外线

红外辐射的主要作用是产生热效应，对生物的生长具有一定的刺激作用。红外辐射被人体吸收转变成为热能，使机体产生加热的生理效应。热能促进皮下血管扩张，人体组织温度升高，可以加速血液流动而促进排泄，促进唾液和胃液的分泌，加强食欲和消化，从而增强组织的代谢功能；可促进儿童的骨髓造血，对其生长发育具有刺激与促进作用。同时，红外线可以激活酪氨酸酶，而酪氨酸酶与色素原结合后，会使色素原变性成为黑色素，皮肤表面将出现色素沉着。

（二）紫外线

紫外线（UVR）的波长越短能量越大，对人体都有不同程度的损伤。紫外线分为：UVA（波长 320~400 纳米），能引起色素沉着；UVB（波长 275~320 纳米），有抗佝偻病和引发皮肤红斑作用；UVC（波长 230~275 纳米），具有最大杀菌功能，但是对人的机体细胞有很强的刺激破坏作用。UVR 约占太阳光的 13%，其中自然界中的 UVA 约占 97%，UVB 占 3%，而 UVC 被臭氧层全部吸收，在人类活动的地表几乎没有。

紫外线对人体的生长发育和健康的影响与生物学作用密切相关，它可以将一些化学物质如麦角醇、胆固醇等转化为维生素 D，如果缺乏维生素 D 就会得软骨病。紫外线能促进人体某些激素的分泌，增强机体的免疫和防御能力。同时，紫外线具有很强的杀菌消毒功能，能保卫人类环境卫生安全。但是紫外线也给人类造成了不同程度的伤害，具体表现为如下几种。

1. 紫外线辐射对眼的损伤

紫外线对人体眼睛的角膜和其周围的结膜损伤严重，可造成翼状胬肉、角膜病变、角膜炎病症；在雪地作业或旅游时，阳光会因雪层的大量反射，致人眼患急性角膜和结膜炎症。紫外线长期慢性积累会造成晶状体损伤，形成白内障甚至致盲。

2. 紫外线辐射对人体皮肤的作用

（1）急性红斑效应

人体皮肤被 UVB 照射会起红斑，根据紫外线强度大小和曝光时间长短，人体将出现不同程度的红斑：轻度晒伤一般无疼痛，仅有烧灼感；中度晒伤将出现红斑、水肿现象，并有疼痛感；重度晒伤将出现水疱，伴有寒战、发热、恶心等症状，将脱皮痊愈。

（2）光变应性反应

紫外线照射皮肤后产生皮肤光变态反应，如荨麻疹、湿疹和苔藓样斑块等。

（3）皮肤色素沉着

紫外线照射后，皮肤将产生色素沉着，且此现象非可逆，会影响人体美容。

（4）皮肤的光老化

紫外线照射皮肤后，使皮肤的胶原纤维变少、基质减少甚至消失、弹力纤维降低，造成皮肤增厚，形成光老化现象。

（5）皮肤癌

在紫外线的照射下，特别是经受了过量紫外线的辐射后，可能出现皮肤的鳞状细胞癌、基底细胞癌和恶性黑色素瘤。

3. 紫外线辐射对免疫系统的影响

人体皮肤是重要的免疫器官，它可以保护人体免受病毒侵害，小剂量的紫外线照射对人体有益，可以增强机体的免疫功能；但过量的紫外线的辐射也能扰乱系统的免疫力。

4. 紫外线辐射对身高的影响

紫外线辐射能促进人体维生素 D 的合成，有补钙作用；紫外线辐射过多却会抑制身高，钙质过多将导致骨骺闭合过早而造成身高矮小。

五、负氧离子对人体健康的影响

空气离子化主要是宇宙射线与太阳辐射使得大气上层空气离子化；地表主要是地球辐射使得空气离子化，还有紫外线、闪电、化学反应等多种方式造成空气离子化。空气中离子分为大、中、小三种，只有小离子才有生物活性，其直径为 7~10 纳米。大气中离子在不断产生，也不断消失。

负氧离子是一种带负电的微粒，具有极佳的生物效应，包括镇静、催眠、降低血压、提高基础代谢率，以及促进蛋白质代谢等众多功能。负氧离子可以治疗哮喘、慢性支气管炎、萎缩性鼻炎、神经性皮炎、溃疡病及失眠等疾病。负氧离子还可以杀菌、清洁空气以及增强机体的免疫和调节机能，具有重要的医疗保健功能，也被称为"空气维生素"和"长寿素"。空气中的负氧离子含量小于 20 个/立方厘米时，人会感到困乏和头昏；含量在 1000 ~ 1500 个/立方厘米时，空气清新；当浓度超过为 10000 个/立方厘米以上时，人会感觉神清气爽；达到 10 万个/立方厘米时，则具有医疗保健效果，对高血压、支气管、气喘、神经衰弱、萎缩性鼻炎、上呼吸道感染、关节炎等多种疾病都有一定的疗效。总的来说，负氧离子具有改善呼吸功能、增大肺活量，改善心脏功能，调节血脂和血压、刺激造血功能，增强机体免疫功能、杀灭肿瘤细胞、抗抑郁、改善睡眠质量，抑菌、杀菌等作用。

第六节　地理环境对人体健康的影响

人类在地球上生存需要适宜的温度、适度的气压与氧气、水分和食物等基本条件。优越的自然地理条件不仅能够满足人类的生存需要，还能改善人体的健康状况，达到养生增寿的效果；恶劣的自然环境对人体健康是不利的、有害的，甚至使人类难以生存，如南北两极、高山、海底等地方。从地理尺度来看，影响人体健康的主要包含大尺度地理环境和小尺度地理环境两个方面。

一、大尺度地理环境对人体健康的影响

（一）大尺度地理环境

1. 纬度地带性

太阳辐射是地球表面最主要的能量来源，地球是个椭球体，这也就造成了阳光入射角的差异，因黄赤交角的存在，太阳直射点在南北回归线之间移动，太阳辐射使地表增暖的程度向南北极递减，造成地球上的热量主要以纬度差异呈现带状分布，与地表热状况相关的自然现象（气候、植被、土壤等）也呈现纬度地带性的分布规律。我国疆域辽阔，纬度地带性现象很明显，跨越了热带、亚热带和温带三个大的气候地带。南方太阳辐射强，热量多，温度高；而北方太阳辐射弱，热量少，温度低。

2. 干湿度分带性

全球陆地降水量的89%来自海洋，陆地的干湿度由沿海向大陆呈规律性的变化，即沿海气候表现为湿润，而内陆则较为干燥，干湿度分带基本上与海岸线呈平行分布。我国的干湿度分带性也非常明显，胡焕庸线的东南区域气候温润，而西北则较干旱。由于干湿度地带性的原因，导致植被、土壤以及人文风情等均呈现分带性。

（二）对人体健康的影响

大尺度地理环境对气候系统、降水、土壤以及植被等自然要素产生直接的影响，这些自然要素同时也作用于人体，影响着人体健康。首先是对人类种族的影响。世界上有尼格罗、欧罗巴和蒙古三大人种，这与大尺度的环境分异密切相关。尼格罗人种分布于热带，皮肤黑色、卷发浓密、厚唇、鼻腔宽大；气候寒冷地区的欧罗巴人种，人体、头发和眼睛的颜色均较浅；主要居住在亚热带的蒙古人种体型适中、皮肤呈黄色。同一人种由于区域环境的差异，人体特征也存在一定的差异。其次是对人口分布的影响，极寒和极冷的地方人烟稀少，而亚热带和温带则是人口分布最为集中的区域。

大尺度地理环境对生物圈也有直接的影响，生物圈是人类食物的供给方，这就造成各个区域的食物构成不同。总体来看，大尺度地理环境造就地带性的分异，舒适的气候条件有益于人体的健康；反之则危害健康，甚至不适宜人类居住。

从世界和中国的长寿之乡分布规律来看，它们主要集中在北纬 20~40 度之间，属于亚热带气候，这些区域的气候四季分明，夏无酷热、冬无严寒，气候宜人，能使人的机体张弛有度，循环有序，有益于人体健康。因此，北纬 20~40 度之间的区域最适合康养。

二、小尺度地理环境对人体健康的影响

除了大尺度地理环境对人体健康的影响外，就小尺度地理环境而言，影响人体健康的主要地理因素是海拔的差异。海拔是指某地点高出或者低于海平面的垂直距离。地理学中，海拔在 500~1000 米的区域为低山，海拔在 1000~3500 米的区域为中山，海拔在 3500~5000 米的区域为高山，而超出 5000 米的区域为极高山。海拔 500 米以上且顶面比较平缓的高地则被定义为高原。

（一）最高康养海拔

随着海拔的变化，自然要素也会产生系列的变化：海拔高度每升高 1000 米，气压大约降低 12%，相对空气密度降低约 10%，平均气温下降约 5℃，绝对湿度也随之降低，导致人体机能将产生系列的变化，进而影响人体健康。

海拔 4000 米以上的区域将造成人体心脏左心室肥大，海拔 3000 米以上区域的居民因血黏度增加而出现右心室心肌肥大。医学研究发现，海拔 3000 米以上，人的机体将产生明显的生物学效应，一般情况下，短时间内仅产生高原反应，而若长期生活在 3000 米海拔以上的区域，将对机体产生不可逆的

影响，此高度也被称为医学高原。因此，最高康养海拔高度为 3000 米。

（二）最佳康养海拔

1. 运动医学角度

运动医学上，把海拔 500~1500 米的区域称为低高原（Low Altitude）、海拔 1500~3000 米的区域称为中高原（Moderate Altitude）、3000 米以上称为高高原（High Altitude）。1500 米为海拔运动的高度阈（Threshold Altitude），超过此高度后，机体的最大摄氧量（Maximal Oxygen Consumption，是指人体在进行最大强度的运动、当机体无力继续支撑接下来的运动时，所能摄入的氧气含量）将随高度的升高而呈直线下降趋势，海拔每升高 100 米，最大摄氧量大约下降 1%，1500 米以上的高原对机体的刺激程度较大。

通过对传统高原训练的机理研究，我们发现了一些不利因素：一般情况下，运动员难以在高原训练中达到平原的训练强度，在海拔 2000 米时，运动强度仅能达到平原训练强度的 85%，而在 3000 米高度时则仅有 55%。高原缺氧会引起肌肉蛋白质合成能力减低，导致运动员肌纤维变细，肌肉萎缩，体重明显下降等。美国学者李汶（Levine）曾提出让运动员在高原居住而在低海拔训练的高住低训（High Low-living Training，Hi-Lo）法，这样能提高运动员血液运氧能力和肌肉的氧化能力，从而提高运动员的成绩。

赵晋（2006）在贵州省清镇运动训练基地（平均海拔 2255 米，高原）和红枫湖水上运动训练基地（平均海拔 1240 米，亚高原）进行调查，研究高原、亚高原训练对运动员运动能力培养的作用，其研究结论为：高原组运动员经过 25 天训练后，运动员的运动能力得到较明显的提高，表现为有氧运动能力、专项运动能力、上肢最大力量和力量耐力等均有不同程度的提高，但是运动员的下肢最大力量没有明显变化，力量耐力提高的幅度也很小。亚高原组运动员经过 25 天的亚高原训练后，各项运动能力也都得到较明显的提高，提高的幅度与高原组相比各有优势。在亚高原地区缺氧程度较轻，对人体的骨骼肌蛋白质合成影响较小，肌肉萎缩不明显；亚高原缺氧刺激，使心肺功能得到有效改善，有利于运动能力的提高；亚高原训练是易操作、风险小的训练手段，有其独到的训练效果，需加以推广实施。

2. 长寿养生角度

人的健康长寿主要受自然地理环境、文化环境、生活习惯、膳食营养等多重因素的综合影响，长寿现象具有空间聚集性，自然地理环境是影响长寿最重要因子之一。而小尺度的自然地理环境中的气候、水、空气、植被等要素又主要是由海拔的高度决定的。古人在《黄帝内经》中已有阐述，"高者其气寿，下者其气天。"（《素问·五常政大论》）高，是指海拔较高的地方，其气候凉爽，空气清新；下，则是海拔较低的区域。高则气寒，万物生长较慢，生命期长；下则气热，万物生长较快，寿命也就短了。

1991 年国际自然医学会认定，厄瓜多尔的比尔卡班巴、苏联的高加索地区、巴基斯坦的罕萨以及我国南疆和巴马为全球五大长寿之乡；中国老年学会也评选了 77 个中国长寿之乡。从世界和中国长寿之乡的地理环境来看，这些地方自然环境优美，气候凉爽宜人，冬无严寒，夏无酷暑，有益健康长寿，大多位于海拔 1500 米左右的山地环境。总之，这些地方气候舒适、冷暖适中、物产丰富、植被茂密、负氧离子含量高，有利于人类的居住，能够满足人们对健康的需求。因此，海拔 1500 米是最佳的康养海拔高度，即亚高原区域。

（三）亚高原区域对人体机能的影响

亚高原轻度缺氧环境，会使机体的组织、器官、系统产生一系列的代偿性适应，机体的心血管和呼吸机能以及氧运输、代谢和免疫能力会在一定程度上有所提高，可以达到增强体质、促进健康、实现养生的目的。适度的低氧自然环境和锻炼不仅有助于身体健康，还可以辅助治疗高血压、糖尿病、心脏病等慢性病，改善"三高"（高血糖、高血脂和高胆固醇）症状，亚高原环境对机体的具体影响主要有以下五种：

1. 对呼吸机能的影响

亚高原环境空气中氧分压较低，导致机体内氧分压减低，呼吸效率降低；机体处于相对缺氧状态，刺激呼吸频率加快、呼吸加深，通过增大肺通气量而提高呼吸效率，促进呼吸系统锻炼，从而提高呼吸肌机能。贝列佐夫斯基尼（Berezovskii）实验发现，低氧训练可以增进呼吸肌功率和增强肺功能。

2. 对氧运输系统的影响

研究表明，人体经过亚高原环境低氧环境训练或对其产生适应后，机体内的红细胞容积（MCV）将明显减少，但是蛋白含量（MCH）及浓度（MCHC）都将增加，还可以促进血管增殖和生成，毛细血管密度和通透性都会出现增加的现象，这就减低了氧在肌肉和血管之间的弥散距离，提高了机体组织的摄氧效率。

3. 对物质代谢的影响

在低氧环境中，人的食欲下降，基础代谢率和能量消耗将增加，物质代谢处于负平衡状态，人体体重将减轻。亚高原对物质代谢会产生深刻影响，能够抑制脂肪的合成，令体脂分解代谢大于合成代谢、脂肪贮量减少，可以在一定程度上提高机体糖、脂肪的动员和氧化能力。

4. 对心血管系统的影响

亚高原低氧环境促进交感神经兴奋，促进动脉血压升高、心率加快，有助于心血管系统机能的增强。雷欣、胡迪卡（Hudicka）等研究认为，亚高原环境使心脏抗缺氧缺血的能力有所提高，人们从亚高原到平原后会出现心率徐缓现象，心率储备明显增加，因此，亚高原环境对心脏机能具有明显的改善作用。

5. 对免疫系统的影响

高海拔将造成机体深度缺氧，这对机体的免疫机能将产生抑制作用，随着海拔的升高，其免疫抑制作用会越来越明显；而人进入较低海拔亚高原区域，机体逐渐适应低氧环境后，免疫机能将得到提高，随着时间的增加，免疫机能也将出现提高的现象，并且还会比较明显。

第七节　基于气候要素的康养地理空间分异

一、地理空间分异

空间分异规律（Rule of Territorial Differentiation）也称空间地理规律，是

指自然地理环境及要素在特定方向基本保持一致，而在另一方向却具有差异性，并发生更替的规律。地理空间分异主要分为圈层分异、海陆分异和大陆与大洋的地域分异等。地球是一个极其复杂的系统，人类对它的认识还在不断的求索中，对地理空间分异规律的认识也是一个渐进的过程。目前，人类对地理空间分异的认识有：因太阳辐射而按纬度不同所发生规律性变化的纬度地带性分异，因海陆分异呈现规律变化的干湿度地带性分异，随海拔高度不同呈现规律变化的垂直地带性分异，因构造一地貌成因引起的地域分异，具有地方气候背景的地域分异。

二、数据获取

按国家气候区划方法，以及国内 756 个气象站的观测日值数据集，包含日均气温、最高气温、最低气温、降水量、相对湿度、风速、气压及日照时数等八个要素，遵循地带性与非地带性相结合、发生同一性与区域气候特点相对一致性相结合、综合性和主导因素相结合、自上而下和自下而上相结合及空间分布连续性与取大去小等原则，将青藏高原划分为独立的自然单元进行单独研究，对国内其他区域进行温度带、干湿区和气候区的划分。根据中国陆地气象气候空间化的数据，采用地理信息系统软件 ArcMap 和 ArcInfo，将我国地理空间按 1 千米×1 千米转换成为数字空间，对我国地理空间的各项气候要素进行详细研究。

三、适合康养的气候要素的地理空间分异

（一）适合康养的海拔地理空间分异

前文已论述，最佳的康养海拔在 1500 米左右，即亚高原区域（500~3000米），而最高的康养海拔高度为 3000 米，即医学高原海拔。采用数字高程模型（Digital Elevation Model，DEM），对全国地形进行高程数字化模拟并确定出适合发展康养的区域。具体方法是：对全国进行地图投影坐标转换后，在

ACR/INFO 中的 GRID 模块中选取数据，采用最邻近重采样法进行栅格化，生成 1 千米×1 千米的 DEM 数据，最终确定出我国适合康养的区域。

以海拔高度为基准，我国最适合康养的区域有大兴安岭、太行山脉、黄土高原、内蒙古高原、新疆、四川盆地、云贵高原以及其他部分山区，主要分布于我国的第二大阶梯，基本上是在胡焕庸线附近的区域。

（二）适合康养的紫外线辐射地理空间分异

紫外线指数（UV Index）是指当太阳在天空中位置最高的时间段（10：00-15：00）到达地球表面的紫外线辐射对人体皮肤和眼睛可能造成的损伤程度，其范围用 0~15 的数字来表示，夜间的紫外线指数为 0，热带高原晴空紫外线指数为 15。数值大小表示紫外线辐射对人体皮肤损伤程度的大小。

统计不同波长的太阳紫外线强度和皮肤经紫外线照射后出现的红斑反应所需要的紫外线剂量，把这两部分按规定的标准转换成数字，就形成了向公众发布的紫外线指数，一般分为 1~5 级，不同的等级需采取不同的防护措施。

由紫外线辐射推导出紫外线指数的空间分布，再由此推导出我国各区域紫外线辐射的分级空间和分布特征。我国紫外线的空间分布规律为：东南沿海较低，一般在 3 级强度以内；西北较高，一般高于 3 级；青藏高原的辐射强度一般都在 5 级左右。紫外线辐射以胡焕庸线为较明显的分界线。

（三）适合康养的气温地理空间分异

人体感受到的外界温度被称为体感温度。受湿度、风速等多种因素的影响，体感温度与实际环境的温度不太一致，体感最舒适的温度在四季也略有差别。夏季人体在 21℃~26℃时感觉最为舒适，在冬季这个温度则在 18℃~23℃。

气候是大气物理特征的长期平均状态，相对来说较为稳定。我国纬度跨度大，海拔高程变化大，气候类型多种多样。通过长期的气候观测，我们发现，我国的 1 月平均气温低，极端低温主要分布于东北和西北区域；而 7 月高温则主要分布于东南区域和新疆区域，极端高温现象在青藏高原外的其他地区都有发生。

以气温为基准，我国最适合康养的区域主要分布于第二地理阶梯，这些区域冬季无严寒，夏季无酷暑，气候相对舒适。

（四）适合康养的相对湿度地理空间分异

人体相对舒适的湿度在55%~75%。冬季，相对湿度过高，人体感受到阴冷潮湿，极其不舒适，易患感冒、风湿等疾病；而相对湿度过低，人体感受到干冷，皮肤容易皲裂。夏季，相对湿度过高，人体感受到闷热难耐；而相对湿度较低时，人体感受到暴热。

以相对湿度为基准，我国最适合康养的区域主要分布于第二地理阶梯，沿海地区的相对湿度较大，而西北地区又较小。

（五）适合康养的风速地理空间分异

人体在较高风速状态下感受不舒适，一般认为，风速以1~3米/秒为准，此时清风徐徐，人体感觉最为舒适。

以风速为基准，我国最适合康养的区域主要分布于东南和西南山区，这些区域的风速相对较小，其他区域的风速均较大，特别是青藏高原和内蒙古区域。

（六）适合康养的气候舒适度地理空间分异

旅游地的气候是否宜人，主要由当地的温度、相对湿度与风速三个主要因素决定。评价气候舒适度的方法较多，具体有舒适度指数、风效指数、温湿指数、风寒指数、着衣指数、综合舒适度等。

第四章 攀枝花市康养旅游发展概况

第一节 攀枝花市概况

一、攀枝花市经济发展背景

攀枝花市是四川省西南边陲重要的工业城市，具有良好的经济发展基础，"十三五"以来，坚持经济建设为中心，牢固树立和认真落实科学发展观，工业经济发展步伐加快，已基本形成煤及煤化工、钒钛钢铁深加工、电力、建材、冶金辅料等五大主导产业，工业对经济增长的贡献十分突出。今后一个时期既是攀枝花加快建成全面小康社会和构建和谐攀枝花的重要时期，也是必须紧紧抓住并且可以大有作为的战略机遇期，同时也是各类矛盾交织、各类考验不断涌现的时期，挑战与机遇并存。

（一）政策情况

攀枝花经济发展在很大程度上依赖于政府的激励扶持政策。根据《攀枝花市资源综合开发若干政策的基本规定》《攀枝花市鼓励投资优惠政策》中的有关精神，鼓励符合国家产业政策、对全区产业结构调整有较大影响、对行业技术进步有较大作用的企业优先发展，有利于节约资源、保护环境、促进产业结构升级。

投资高新技术产业、高载能产业以及综合利用"三废"、开发产品，投资额在 500 万元以上，经营期在 10 年以上的，从获利年度起，第 1~4 年企业所得税征后由财政全额用于扶持企业发展，第 5~10 年 50% 用于扶持企业。增值税、土地使用税及其他共享税种中的地方留成部分，5 年内酌情按 10%~20% 用于扶持企业发展。经营期在 10 年以下的减半执行。

扩大对外开放。鼓励外国公民、华侨、港澳同胞、台湾同胞及其公司、企业和个人，进行资源深度开发和综合利用，兴办机场、电站、交通等基础设施，发展信息、旅游、金融保险、社会服务等第三产业，兴办农场、果园等。积极鼓励外商进行成片开发和房地产开发经营。

凡从事重点扶持的能源、交通、水利、资源开发与综合利用以及兴办农业、林业、文化教育、城市公用基础设施建设、社会公益事业的项目，可实行行政划拨方式使用土地。新建和扩建生产性企业，利用现有国有划拨土地的，也可继续划拨使用。划拨使用土地免缴场地使用费。

来攀枝花投资合作的企业（项目），金融部门对其与本区企业一视同仁，积极给予必要的流动资金信贷支持和其他金融服务。

对在攀枝花市投资的企业实行"一站式"办证服务，随到随办，或由攀枝花市有关方面帮助办理。按国家规定需要行业主管部门核发许可证或专项审批的，在接到申请后，按"一站式"办证服务的规定期限办完有关手续或提出审批意见。

投资开发农业项目和从事农业经营的，从有收入之年起，第 1~3 年免征农业税和农业特产税，第 4~5 年农业税和农业特产税征后由财政全额用于扶持企业发展。

另外，攀枝花政府还根据土地使用方式，对不同企业的不同用途实施用地优惠。省委、省政府从全省经济发展的大局出发，已经把攀西地区确立为全省新的区域经济增长点和全省国土资源综合开发区，有利于攀枝花争取上级更多优惠政策和项目支持，使攀枝花社会经济得到更好的发展。

（二）资源情况

1. 国土资源

据 2015 年调查数据，攀枝花辖区面积 7440.398 平方千米，全市土地面积

7440.398 平方千米。其中农用地约 668000 万平方米（耕地保有量为 75000 万平方米）；建设用地约 51000 万平方米；未利用地约 18000 万平方米。

2. 水能资源

攀枝花水能资源丰沛，水能资源理论蕴藏量 687.9 万千瓦以上，可开发量达到 599.4 万千瓦，2013 年装机容量约 350 万千瓦。攀枝花地区水能资源分布集中，主要分布在过境的金沙江、雅砻江，以及支流安宁河、永兴河、藤桥河。

3. 矿产资源

攀枝花市已探明铁矿（主要是钒钛磁铁矿）71.8 亿吨，占四川省探明铁矿资源储量的 72.3%，是中国四大铁矿区之一；伴生钛资源储量占全国的 93%，居世界第一；伴生钒资源储量占全国的 63%，居世界第三。探明石墨资源储量全国第三。经过多年开发利用，截至 2015 年末，全市钒钛磁铁矿保有资源储量 66.4 亿吨，其中伴生钛矿（TiO_2）4.3 亿吨，伴生钒矿（V_2O_5）1020.3 万吨；钴查明资源储量 2.7 万吨，此外还伴生有铬、镓、钪、镍、铜、铅、锌、锰、铂等多种稀贵金属；非金属矿产中，煤炭保有资源储量 3.4 亿吨，晶质石墨保有资源储量 1555.2 万吨，苴却石保有资源储量 2077.5 万吨，溶剂石灰岩保有资源储量 3.4 亿吨，冶金白云岩保有资源储量 4743.5 万吨，耐火黏土保有资源储量 1209.8 万吨，硅藻土保有资源储量 1355.6 万吨，花岗石保有资源储量 8120 万立方米。

4. 生物资源

攀枝花境内生息繁衍的陆生野生动物（不含昆虫）有 500 余种，其中，属国家重点保护的陆生野生动物有 50 余种。植物 190 余科、900 余属、2300 余种，其中，2.7 亿年前遗留下来的，被生物学家誉为“植物活化石”的 38.5 万余株天然攀枝花苏铁林，是世界迄今为止发现的纬度最北、面积最大、株数最多、分布最集中的原始苏铁林。因成片生长，年年开花，雌雄竞放，举世称奇，与恐龙、熊猫并称“巴蜀三宝”。

（三）区位情况

攀枝花市是我国著名的现代化钢城，是川西南、滇西北重要的枢纽城市，北距成都 749 公里，南接昆明 351 公里，是"南方丝绸之路"上重要的交通枢纽和商贸物资集散地，是长江上游第一座城市，是四川通往华南、东南亚沿海、沿边口岸的最近点。而攀枝花地处川滇交界地带，承东启西，城市交通网络正在逐步改善，随着成昆铁路新线、丽攀高速公路、沿江快速通道和丽攀昭铁路的开工建设，攀枝花将成为川滇交界区域的一个重要交通节点和交通枢纽，将有力地促进攀枝花优势资源与周边地区人才、资金、技术的结合，使潜在的区位优势、资源优势真正转化为经济优势、发展优势。攀枝花应抓住机遇，用更加开阔的视野和更加开放的理念谋划城市和产业的开发建设，促进攀枝花在发展中奋力崛起。

二、攀枝花市经济发展的劣势

长期以来，攀枝花秉承资源导向型产业为主、其他产业为辅的经济发展方针，为攀枝花经济的飞速发展做出了重大贡献。但是攀枝花经济发展过程中仍然存在一些问题，这些问题已经成为制约攀枝花发展的障碍。具体表现在：一是发展方式粗放，一定时期内，攀枝花继续肩负着快速发展和战略转型的双重任务，面临着环境制约的压力。二是环境承载力受限，攀枝花工业发展以资源型产业为支柱，在长期的发展过程中，攀枝花环境受到了严峻的考验。三是工业基础薄弱，产业链条短，产品附加值低。四是结构性矛盾突出，三大产业体系中，第二产业所占比重太高，导致攀枝花经济发展过分依赖工业。以上这些问题都需在攀枝花经济发展中逐步解决。

（一）资源依存度高

攀枝花及周边地区丰富的矿产资源，决定了攀枝花走发展资源型产业的道路。钒钛钢铁深加工、煤及煤化工、火电、建材等支柱产业，无一例外均是依托丰富的矿产资源为前提，资源性企业在攀枝花整个工业企业中占据相当大的比例。虽然攀枝花政府和企业在最近十几年来，一直致力于发展非资源型产业，以此平衡产业布局，谋求合理发展，但与其他地区相比，攀枝花产业对资源的依存度仍然偏高。造成攀枝花产业发展资源依存度过高的原因主要表现在：首先，从整体发展阶段来看，由于攀枝花正处于资源密集型的工业化中期阶段，工业的快速增长带动了能源的高消耗；同时，随着攀枝花火电、焦化、建材工业的快速发展，对煤炭资源的需求有增无减。其次，目前攀枝花许多中小企业处于产业链的低端，由于生产工艺、研发技术能力有限，只能以高消耗换来高产出，加剧了对资源的需求。

（二）生产经营粗放

我国是化石能源短缺国家。虽然煤炭、石油、天然气等资源从总量上看数量巨大，但人均占有量却偏低，其中煤炭资源人均占有量为世界平均水平的 50% 左右，石油、天然气人均占有量仅为世界平均水平的 7.7% 和 7.1%。而且我国能源使用效率偏低，单位 GDP 消耗能源大约是日本的 9.3 倍，欧盟的 4.6 倍，美国的 3.4 倍。位于中国西部的攀枝花市，虽然资源比较丰富，但由于企业利用水平低，居民节约意识淡薄，导致资源未被有效利用，大多数企业存在生产经营过于粗放、产业链条短、产品附加值低等问题。

在农业领域，攀枝花盛产枇杷、芒果等热带水果，省内外市场需求旺盛。但攀枝花农业仍然实行粗放经营，产品精深加工不足，农产品加工企业的发展跟不上农业结构调整的步伐，主要农产品的生产、加工、营销还停留在小规模或分散状态，农产品精深加工的大型龙头企业缺失，未能形成农业产业链，无法跟上农业现代化发展步伐。因此，攀枝花应该统一规划，引进农产品加工龙头企业，建立一个完整的农业特色产品生产加工体系。

在工业领域，由于企业投入不足，加之许多企业自主创新意识不强，生产工艺、技术设备、产品结构等方面处于低端水平，导致企业综合竞争能力不强。攀枝花经济发展主要是依托资源，原有的工业经济发展之道主要是靠生产要素大量投入和生产规模外延扩张，较少从发挥科技作用、改变经营方式、提高资源利用效率等方面入手，去探索内涵式的发展之道。作为攀枝花经济发展的重要组成部分之一的煤炭产业，由于煤化工产业链较短，煤气及煤焦油的利用效率较低。落后的、传统的粗放型工业增长方式不仅给资源带来了沉重负担，而且对攀枝花环境也造成了严重压力，极大地影响了当地经济发展的持续性、生态环境的友好性、居民生活的健康性。除此之外，采煤、洗煤、火电、钢铁等行业排放出的煤矸石、粉煤灰、炉渣等"二次资源"大量露天堆放，开发利用力度不够，综合利用率低，尚未转化为新的经济增长点，其结果造成了一次资源及二次资源的严重浪费。

攀枝花经济增长方式粗放、能源结构不合理、能源技术装备水平低和管理水平相对落后，导致单位生产总值能耗和主要产品能耗均高于一般地区的平均水平，加剧了攀枝花经济发展和环境保护的矛盾。随着国家产业政策的不断调整，资源约束力度的不断增强（特别是能源的约束），对于以资源粗放型经营为主的攀枝花工业，将面临资源供给量有限和环境治理的双重挑战。

（三）产业结构不合理

攀枝花三大产业结构体系中的第二产业尤其是工业所占比重高，经济发展依赖工业，并且工业发展方式粗放，工业结构中能源资源消耗型工业占有较大比重，产业转型升级步伐缓慢，发展后劲明显不足。第三产业由于受工业快速发展的挤压以及生态环境等因素的制约，始终没有得到充分发展。第一产业受城镇化进程影响也呈逐年萎缩态势。产业过度集中的单一产业结构发展模式抗御风险能力差，将极大影响攀枝花经济的可持续发展。一、二、三大产业之间比重失调，产业结构不合理、矛盾较为突出，迫切需要优化。从产业结构比例中可以看出，攀枝花第一产业比重逐年降低。攀枝花土地资源有限，耕地少，农业比重小。从区国土资源局了解到，攀枝花缺乏完善的农业产业发展规划，无法构建现代农业发展体系，致使农业资源的优势未能得到充分发挥，农业特色不鲜明，农产品深加工不足。第二产业主要集中于电力、煤炭开采、洗选、炼焦、水泥、冶金辅料等产业，结构不合理、产品单一粗放、同构化严重，产业链延伸不足，产业结构调整升级缓慢。首先是工业产品中初级产品居多，生产工艺雷同，生产技术相对落后，产品深加工不够，高科技含量与高附加值产品较少；其次是第二产业对煤炭的依赖程度较高，由于煤炭资源储量有限，剩余开采量严重不足，煤炭资源优势正在降低，长远来看，产业存在较大风险，这将极大地制约攀枝花工业经济的健康发展。再次，工业布局空间狭小，导致产业结构和产业布局的调整难度较大，一些新产业、新项目尤其是高新技术项目和高新技术产品的引进和培育受空间和环境制约，难度较大。第三产业特别是生态旅游业、现代物流业、商贸流通业、绿色房产业、社区服务业发展不充分、速度慢。攀枝花产业结构比例的失调，与构建和谐攀枝花、实现经济社会的可持续发展等要求不相适应。由此可见，攀枝花多年来形成的产业结构不合理问题，在未来一段时期，必将深刻影响攀枝花经济可持续发展。

（四）城市功能不完善

经过近十年的发展，攀枝花经济得到了飞速增长，工业实力进一步增强，第一、三产业发展趋势良好，居民收入逐年增加，生活水平稳步提高，城市基础设施建设日趋完善。但是随着经济的发展、人口的增长、城市的扩张，基础设施建设方面仍然存在一些弊端和不足，突出表现在以下几个方面。

1. 交通

在交通基础设施建设方面，尽管攀枝花抓住机遇，通车里程和道路等级有了历史性突破，纵贯全境的 310 省道、苏铁中路、法拉大桥、格萨拉大道、石华路等道路交通设施新建或改造完毕，沿江快速通道、丽攀高速也正在加紧修建，三横三纵的交通雏形已经初现，形成东接市中心、西连云南、南通格拉萨旅游区的交通网络。但仍然无法有效地改善攀枝花目前交通拥挤的状况，运输能力明显不足，现已成为制约攀枝花工业园区经济发展的"瓶颈"。因此，攀枝花要搞好沿江快速通道、丽攀高速公路攀枝花段、格里坪工业园区专用铁路三条重要交通线建设。

2. 水利

目前攀枝花水利资源利用效果并不明显。攀枝花水利用的主要问题是骨干工程少，病害工程多，造成多数水库淤积严重，给当地人民的日常生活和工农业生产用水造成了不良影响。另外，农田水利系统配套沟渠多为土渠，输水损失大。工业园区和主城区污水处理厂建设滞后，企业污水未能集中处理，工业用水循环利用程度低，相当数量的生活污水未经处理就直接入江，对金沙江水质产生了轻微污染。

3. 电力

攀枝花共有攀煤电厂、华电、攀钢 504 三家发电厂。但攀枝花电力基础设施建设缺少长远总体规划，未能跟上经济发展速度，不能够满足攀枝花正常的电力供应，尤其是在生产和生活用电的高峰期，电力不足影响着攀枝花用电企业的正常生产。

4. 通信

攀枝花通信方面借助雄厚的资金和技术支持，网络通信事业发展迅速。程控电话、邮政网络、移动通信网络覆盖全区大多数地方，总体上看信息交流快捷便利。但仍然有一些偏远的山区农村，因为地理位置偏僻，通信事业发展缓慢，需要逐渐予以解决。总之，目前攀枝花整体基础设施建设与高速发展的工业经济相比较为滞后，交通运输能力不足，运输成本高；电力基础设施和通信设施建设未能及时跟上经济发展和城市扩张之需，都将成为攀枝花经济社会健康发展的制约因素。

三、攀枝花市经济发展的机遇

（一）宏观环境优越

国家深入实施新一轮西部大开发战略，对西部地区的特色产业发展、优势产业培育、基础设施建设、民生事业进步等都将加大倾斜扶持力度。同时为全面消除国际金融危机的后续影响，国家将继续实施扩大内需政策，这为攀枝花继续争取国家、四川省、攀枝花市的各种投入带来了宝贵的契机。随着四川省"建设西部经济发展高地"、攀枝花市"打造中国钒钛之都，建设特色经济强市"和攀枝花"三个集中"进程的深度推进，攀枝花的城市发展和产业转型升级势必呈现出加快趋势，投资规模和强度也将显著增强。随着经济全球化及"西部大开发战略"的深入实施，在区域规划和产业转移作用下，西部地区迎来了发展的黄金期，形成了"外资西进、东资西移、东西互补、合作双赢"的大开放局面，这为攀枝花在资源、用地、财税等方面向上争取政策支持创造了更多的机会。省委、省政府提出强力推进"工业大省向工业强省跨越发展"，攀枝花市委、市政府提出"工业强市"战略，为攀枝花快速发展创造了千载难逢的机遇，为攀枝花丰富的资源优势转化为工业经济优势创造了十分有利的条件。与此同时，四川省确立了建设西部综合交通枢纽、发展特色优势产业、加快推进城镇化进程等社会经济发展目标，着力将攀西经济打造成资源综合开发利用示范区。攀枝花市以"提高资源综合利用水平，坚持走新型工业化道路，着力发展循环经济"的定位进一步明晰化，与全市"建设战略资源创新开发实验区、提升资源综合利用水平"的重点相吻合，同时还提出了"加快形成区域煤炭资源聚散洼地"，这为攀枝花在新一轮竞争中积极抢占发展制高点创造了极为有利的宏观环境。攀枝花应紧紧抓住机遇，以更加积极的姿态融入全省发展的大环境中去，不断夯实发展基础，推动攀枝花社会经济步入持续、快速、健康发展的轨道。

（二）科学技术快速发展

随着科学技术特别是信息技术的迅猛发展，有利于攀枝花引进和吸收科技进步产生的最新成果。依靠科学技术快速发展，可以大力发展循环经济产业，促进资源特别是二次资源、再生资源的综合开发利用，提高资源的综合利用率和能源的梯级利用水平；有利于加大技术创新力度，推进产品深加工以及下游产品开发，提高整体工业技术水平；有利于提高生产效率，降低生产成本，提高产品质量，不断推出新产品、开拓新市场，从科技发展中寻求经济增长点，使攀枝花在科学技术的支撑下，通过建立工业园区，实施"工业强区"战略，走出一条新型工业化发展的道路，迸发出强大的后发优势。在科技进步的条件下，要积极探索科技创新带动经济增长的行动路线。攀枝花社会经济的发展，需要实施"科技兴企"战略，加快对现有企业的技术改造，用先进的设备和工艺取代传统落后的技术，并注重高新技术与传统特色工艺技术的嫁接、改造、提升，在开发特色产品和发展特色产业上下功夫；利用现代科学技术调整和优化产业结构，同时企业自身要不断提高科技开发应用能力，通过技术开发、技术改造、专利引进，增加企业产品科技含量，提高产品价值。

（三）产业转移步伐加快

1. 大区域产业转移

目前，长三角、珠三角等发达地区产业发展已进入升级阶段。受土地、融资、劳动力成本以及能源、原材料价格逐年上涨和环境容量指标等因素的制约，东部沿海地区部分产业加速向中西部地区转移，而攀枝花市又具备承接发达地区产业转移的优势和条件，这为攀枝花扩大招商引资、聚集生产要素、加速经济结构调整提供了难得的机遇。

2. 区域内产业转移

经过几十年的建设，攀枝花以构建科技含量高、生态效益好、可持续发展的新兴产业作为产业结构优化突破口，在整合现有煤炭采选、煤焦化工、电力、建材等产业基础上，重点发展钢铁深加工产业、三废再利用产业、物流产业。比如发展五金加工、矿山机械、型材加工等，利用优越的区位优势和便利的交通条件，借助仁和区以及云南省华坪县等周边地区丰富的矿产资源，旨在通过建设大型矿产品交易市场，把攀枝花打造成钢铁及煤化工生产、加工、销售基地。

第二节　攀枝花市旅游发展现状

一、攀枝花康养旅游资源概况

攀枝花地处四川省西南边缘，位于金沙江干热河谷地带，主要城镇和人口分布于海拔 1200 米左右的亚高原区。

（一）康养气候资源独特

攀枝花整体气候属于以南亚热带为基带的立体气候，具有南亚热带—北温带的多种气候类型，年平均气温 20.3℃，无霜期达 350 天，年日照时数大于 2800 小时，仅次于拉萨等少数地区。年日照时数特别是冬季日照时数与全国一些著名旅游城市相比较，在全国名列前茅。整个冬季，全市绝大多数时日风和日丽，暖气洋洋，姹紫嫣红，郁郁葱葱。全年阳光明媚、气候宜人，具有阳光度假旅游的独特优势，对中老年人的常见多发病具有显著的自然疗效；其避寒度假、运动休闲最佳季节在 11 月至次年 2 月中旬，对于爱好运动、希望强身健体的游客和体育训练比赛的举办独具吸引力。

（二）旅游资源较为丰富

境内旅游资源集原始森林、溶洞、石林、瀑布、温泉、高山草甸、地下海子、世界第三高坝、象牙微雕钢城为一体，有被称为"巴蜀三宝"之一的世界上面积最大的攀枝花苏铁国家级自然保护区，有"种质资源基因库"之称的二滩国家森林公园内的白坡山，有植物立体分布的大黑山省级森林公园，有号称"中华奇洞"的米易龙潭溶洞，有世所罕见的红格氡气温泉。在彝风淳朴的攀西大裂谷格萨拉生态旅游区中，古有新旧石器时期的"回龙洞"人类遗址和"南丝绸之路"遗迹，今有现代钢铁基地和雄奇的二滩电站。按照《旅游资源分类、调查与评价》中所规定的国家标准，攀枝花市拥有的旅游资源如下：国家分类的全部 8 种主类；29 个亚类，占国家分类 31 种亚类的 93.5%；92 个基本类型，占国家分类的 155 种基本类型的 59.4%；555 个主要旅游单体。

（三）农副产品品质高

攀枝花区域大于 0℃ 的地表积温达 8500℃，日较差达 15℃，非常有利于农作物的生长，农药的施用强度约为 8 公斤/公顷，化肥施用强度约为 300 公斤/公顷，水果产量高、品质好、甜度大。其中，芒果、枇杷、石榴等水果已形成规模化种植，全国知名。

（四）"熔炉"文化——攀枝花市的独特韵味

1965 年国家因三线建设的需要建立了渡口市，1987 年改称攀枝花市。城区第一代城市人口（居民）几乎全是来自四川（尤其是成都、南充）、重庆、辽宁（特别是鞍山）、山东、云南、湖北等 28 个省、直辖市、自治区的工业移民，这使得攀枝花成为典型的移民城市。20 世纪 80 年代的调查资料显示，攀枝花的非农业人口当中，有 65% 来自四川其他市区县和重庆，其中以成都籍、南充籍、重庆籍人氏居多，30% 的民众来自省外各地，尤以东北籍为多，本市籍人口仅占5%。长城内外、大江南北的不同地方文化和风情在这里互相碰撞、影响、融合，最终兼容并蓄，衍生成了攀枝花这个移民城市独特的韵味——"熔炉"文化。

（五）医疗条件好

目前，攀枝花市已建成了国家三级医疗保健机构、二级医院、疾病预防控制机构、妇幼保健机构、卫生计生监督机构、医学科学研究机构、采供血机构等。据统计，全市医疗相关技术人员数量在逐年上升，各大医疗机构的床位数也在逐年增加。截至2016年，攀枝花市共拥有医院、卫生院73个，疾病预防控制中心6个，妇幼保健站6个，医院、卫生院技术人员7741人。其中，执业医师2572人，注册护师、护士3773人；年末卫生机构床位数9867张。近年来，攀枝花政府加大了对医疗卫生资源的投入，不断完善医疗卫生机构、医疗卫生设备、医疗卫生人力资源、医院床位和医疗卫生经费等方面的配置，并取得了一定的成果。

二、攀枝花康养旅游发展概况

（一）康养旅游整体发展迅猛

近些年，国家对产业结构进行大力调整，攀枝花加大了康养旅游产业的发展，旅游产业明显出现快速的增长，在"十二五"期间，游客数量、旅游收入都呈现出快速增长态势。

（二）游客接待

2015年，攀枝花共接待游客1659.86万人次，以2010年接待游客705.21万人次为基础，2011年到2015年年均增长率为18.67%，高于"十二五"规划的年均增长率指标（8%以上）。受过境游的影响，"十二五"期间攀枝花接待游客人数持续上升，而接待游客增长率却在2015年有所下降。

（三）旅游经济

由攀枝花旅游业总收入增长速度与地区生产总值（GDP）增长速度、第三产业增加值增长速度的比较我们可以看出，在总体经济增长放缓的情况下，攀枝花市旅游总收入增长率高于 GDP 的增长率，也高于第三产业增加值的增长率。这说明，旅游业的发展速度明显快于其他产业，是第三产业的主力军，对攀枝花市经济的贡献力度较大，发展旅游业对攀枝花地区的经济拉动作用明显。

（四）与周边城市旅游发展比较

2015 年攀枝花实现旅游总收入 202.11 亿元，同比增长 34.72%，高出四川省全省旅游总收入的同比增长；同时，攀枝花旅游总收入增长率也高于周边凉山州、楚雄州、丽江市等几个市州的旅游总收入。在全省旅游业发展放缓的大环境下，攀枝花旅游业仍保持了高于全省平均水平的高速发展。这充分说明，发展阳光康养旅游产业的道路是正确的，这样不仅充分利用了攀枝花的旅游优势资源，还顺应了当前旅游市场的发展方向。攀枝花全市旅游经济保持了平稳健康快速发展的良好势头，且具备发展后劲大、动力足、市场需求大的特点。

三、攀枝花康养旅游发展战略

旅游产业具有一定的"依附性"，即在自然或人文资源较好的基础上才能发展旅游产业，那些远离大都市的区域更应如此。同时，也要注意融入地方的文化与特色。在以产业为基础的带动下，旅游产业才能更好地发展，如影视产业的开发对游客的吸引力显著增加，体育产业的发展能增加体育爱好者的进入，农业产业的发展能促进乡村旅游，水电项目的开发能带动亲水旅游的发展。攀枝花应利用独特的气候优势和亚高原的优势，大力发展以影视产业、体育产业为主导的康养度假旅游业，同时可适当发展旅游地产。

（一）培育影视产业

攀枝花地处攀西裂谷，有延绵的群山、无人踏足的原始森林、大面积的水体、独特的温泉、丰富的地质地貌、特色的少数民族、现代化的工厂和美丽的城市风貌等自然和人文资源条件，这些都是发展影视基地的基础。特别是独特的岛状气候，使得攀枝花四季都可以适应影视拍摄的需求，让攀枝花成了一个"天然的大摄影棚"。

影视对旅游地的宣传促销作用是显著的。《少林寺》使嵩山少林寺和中国功夫走向世界；《五朵金花》使大理出名；《乔家大院》使乔家大院成为山西最火的景点之一；《英雄》使小镇横店名声大噪，游客蜂拥而至……国内有很多地方利用影视剧的影响来带动当地旅游业的发展，充分利用影视作品来提高旅游地的知名度，巧借影视剧的宣传之势推动当地的旅游和地方经济的发展。基于此，攀枝花市的新型旅游营销模式应以传统模式为基础；以"借鸡生蛋"的形式，注入新的产业——建立影视基地，以此作为攀枝花市旅游营销的新方式，形成攀枝花市新的经济增长极。

一般来说，发展影视产业，其主要利润却来自旅游业，影视产业可以激活和促进当地旅游业的发展。具体表现在以下五个方面：第一，影视基地本身就是较好的旅游资源；同时，也可以引导旅游资源的开发，对尚未开发的潜在旅游景点产生激活作用；其他不作为拍摄地的景区也可搭影视的"便车"，进一步推动景区的快速发展，使旅游业跃上新台阶。第二，影视极大地增强了目的地对游客的吸引力，起到了巨大的宣传作用，会对旅游营销产生整体驱动。第三，旅游人数及收入的增加，使客源结构发生变化，进而推动旅游接待业快速发展，实现高星级宾馆的快速建设。第四，影视作品的宣传造势和新闻媒体的报道传播和提升了旅游目的地的旅游形象。第五，影视产业的相关建设改善了地方的旅游交通。

（二）发展体育产业

我国素来重视体育产业的发展。目前，攀枝花已经拥有了国家级的皮划艇、射箭、棒垒球等基地，但这些体育项目的专业性太强，还需发展具有大众基础的体育产业，如足球、篮球、乒乓球等。体育基地的建设可以促进当地产业要素的集聚和发展，也能推动旅游业的发展。攀枝花具有得天独厚的气候资源，特别是海拔适中，适合开展大型的户外体育活动，应建设国家级或国际级的足球训练中心和网球、羽毛球训练中心等。

（三）开发旅游地产

康养旅游是度假旅游，首先应开发条件较好的住宿设施。这些年，攀枝花的康养旅游发展非常迅速，每年有十余万外地老年人到攀枝花进行冬季康养，这些人对小户型旅游房产极感兴趣。基于此，攀枝花应以休闲房地产为重点，以发展分时度假为突破口，以建立攀枝花市的分时度假系统为载体，以点数制产品为主打造相关旅游产品。

房地产是将房屋的产权一次性卖给顾客，酒店是将房屋的使用权以天为单位卖给消费者，如果把房屋的产权（使用权）分开或将酒店的使用权（产权）组合卖给顾客，就形成了分时度假产品（含产权酒店、经典分时度假、点数制产品）。

一是产权酒店。把酒店单间客房的产权出售给投资人，投资人委托酒店或分时度假公司经营，从酒店整体经营利润中分红，获取一定的投资回报。同时，投资人拥有该酒店每年一定时段的免费居住权。二是经典分时度假。将某一级别酒店客房的使用权，每年按一定的时间份额（一般按周为单位划分，每年分成52个单位）销售给顾客5～40年。同时，顾客通过分时度假公司的交换系统把自己拥有的客房使用权进行交换，顾客可以在不同的地方享用同一级别的酒店度假。三是点数制产品。分时度假公司把不同级别的酒店和其他旅游产品以低于市场的价格，按货币价值折算成一定的点数销售给顾客；而顾客只需购买点数，就可以按不同的消费需求享受分时度假公司所属的不同地域的所有产品，大大地提高了产品的交换时间和空间的灵活度。

分时度假产品是用今天的钱购买明天的旅游产品，在我国尚处于探索发展的阶段。在分时度假产品，特别是产权酒店的先期开发阶段，一些不法商人乘机牟取暴利后卷款逃跑，给消费者带来了较大的损失，造成分时度假产品的信誉度大幅降低。因此，攀枝花市应建立以政府为主导的分时度假公司，以保证消费者的利益和分时度假产品的信誉度。

可以建立分时度假公司，建设全市的分时度假系统，以点数制旅游产品为主要产品，把全市现有的所有旅游景区和接待设施（除商务型酒店）按挂牌价的 3~7 折（国际普遍标准）折算成为点数向游客销售。由开发商开发产权酒店、老年公寓预售给分时度假公司，再由分时度假公司进行销售和管理。

四、攀枝花旅游资源基础分析

（一）规划背景

攀枝花是 20 世纪 60 年代因矿而建、先矿后市形成的以铁矿开采和钢铁冶炼为主导产业的资源型新兴工业城市。作为典型的大三线建设钢铁工业城市和移民城市，攀枝花因中国工业战略储备而生，逐步成为新中国工业化建设的移民城市的缩影与代表，在工业史上具有重要地位。在新的发展阶段和时代要求下，实现攀枝花经济社会协调、可持续发展必须进行战略调整，创新发展思路，发掘新的资源（如阳光等独特气候资源），大力发展旅游产业，调整产业结构，推动城市整体转型升级。

（二）区位格局

攀枝花处于北纬 26°05′~27°21′，东经 101°08′~102°15′，可归属于世界纬度 26°左右的气候适宜地带，拥有"南亚热带为基带的立体气候"。全年日照时间 2700 多小时以上，位居四川第一。攀枝花处于川滇经济合作圈之中，周边有大香格里拉等著名旅游胜地环绕，是"南丝绸之路"的重要节点城市，区位后发优势明显。随着攀丽高速公路、攀昆高速公路、攀大高速公路、攀宜高速公路、丽攀昭遵铁路等交通通道建成，攀枝花将成为四川南部的重要交通枢纽，使之能更方便、快捷地融入大香格里拉旅游环线和南丝绸之路游线，实现借位发展、错位发展和联动发展。另外，攀枝花作为四川南向门户，经云南通往东盟国家桥头堡的区位优势将更加凸显。

（三）资源分析

适宜的光热资源、丰富的花果蔬菜资源、峻美的大山大水资源、独特的温泉资源和珍贵的生物资源组合成为攀枝花五大特色资源。攀枝花是高海拔、低纬度的高原型内陆山地城市，具有冬春温暖、夏秋凉爽、四季不分明的特点，日照时间长，拥有"最温暖干爽的冬春阳光"。特殊气候造就了攀枝花丰富的金牌品质水果和绿色蔬菜，并且是全国唯一一个以花命名的鲜花月月绽放之城。攀枝花境内河流众多、重峦叠嶂，既有金沙江和雅砻江两江汇合，也有与东非大裂谷齐名的攀西大裂谷，大山大水磅礴壮丽。攀枝花还拥有红格温泉等特色温泉资源和苏铁、索玛花等多样性、稀有性的生物资源。攀枝花是原始人群南北迁徙、东西交往的走廊。随着经济社会发展，移民文化以及与工业文化交融的三线文化、民族民俗文化、苴却砚文化、大笮文化、国胜茶文化等在攀枝花交汇发展，具有包容性、和谐性，休闲氛围浓厚。为更易于对接市场、更好地结合攀枝花优势旅游资源、延伸产业链，可将包含康养、运动在内的休闲文化作为攀枝花文化重新构建的重要方向，其他文化作为观光、购物、娱乐、餐饮等旅游要素构建的重要支撑。

（四）产业研究

长期以来，第二产业占我市地区生产总值的三分之二以上，第一产业持续薄弱，第三产业发展缓慢。高度依赖现有资源、三产比重失衡、宏观经济增速趋缓等发展现状决定了我市调整产业结构的必要性和紧迫性。旅游业作为关联度大、经济拉动性强的综合产业，日益成为全市经济转型的重要接续替代产业、建设现代服务业的龙头产业、促进就业惠民的民生产业。在新的发展时期，我市应进一步提升旅游产业战略地位，找准旅游产业发展方向，完善旅游产业要素体系，加强旅游产业融合发展，全面提高旅游产业经济和社会效益。

第三节　攀枝花市康养旅游概况

一、攀枝花市康养旅游分类

（一）阳光康养旅游

攀枝花地处川、滇、贵三省交界处，属"岛状"南方亚热带为基带的立体气候。

攀枝花日照时数可达 2700 小时/年，无霜期 300 天以上；冬季平均气温 13℃~20℃，夏季平均气温 24.6℃~25.5℃，常年平均气温 20.3℃。由于干、雨季分明及相对湿度较小等因素，攀枝花市气候呈现冬日暖阳、夏季清凉的特征。一年四季充沛的阳光资源使其与全年以阴雨天居多的亚热带湿润气候的四川盆地和贵州境内城市形成强烈反差，成为四川省年平均气温和总热量最高的地区，是四川省唯一一个"无冬天"的城市。

攀枝花的阳光康养旅游非常利于治疗各种老年病、慢性病，减少疾病复发，可以满足多区域游客的长居需求。

（二）空气康养旅游

根据《四川省 21 个市（州）所在地城市 2014 年 5 月空气质量报告》，在八个环保重点城市中攀枝花市空气质量达标天数比例最高，为 35.48%。根据攀枝花市环保局的显示数据，2014 年 9 月全市均值单月空气环境质量达标率为 100%，其中二氧化硫、细颗粒物等月均浓度值全部达到国家环境空气质量新标准的二级标准要求。而 2015 年攀枝花市环境空气质量优良率达到 98%，位于康定和马尔康之后排名四川省第三位。

（三）山水康养旅游

金沙江、雅砻江、安宁河及其支流在攀枝花境内形成水网密布的幽深河谷，与高山峻岭高差悬殊，最大高差达到了329米；二滩电站枢纽、桐子林电站、观音岩等电站建设后形成了数个高续平湖景观；金沙江穿越横断山脉，形成了国内知名的攀西大裂谷，可与非洲大裂谷媲美。

攀枝花市是四川重点国有林区、长江上游重要的水源涵养和水土保持区，全市共有林业用地5589万公顷，占幅员总面积75.1%，森林覆盖率60.03%，接近全国平均水平的3倍。

攀枝花生物资源具有多样化、稀有化的特点。特别是攀枝花苏铁林，为迄今世界上发现的纬度最高、分布最集中、面积最大、株数最多的天然苏铁林。有"种质资源基因库"之称的白坡山森林植物园（二滩国家森林公园内）。有以万亩杜鹃和盘松、原始森林、天然园林、大地盆景为主的格萨拉风景区，风景区内原生态的索玛花海被世界吉尼斯总部授予"中国最大的花海"；还有二滩鸟类省级自然保护区等。

（四）矿产康养旅游

1. 矿产康养概念

攀枝花市被誉为"中国钒钛之都"，矿产资源富集，是我国罕有的矿产资源"聚宝盆"，将攀枝花市矿产资源开发成为康养旅游资源，意义重大。

矿石药物在我国已有2000多年历史，据明代药圣李时珍所著《本草纲目》，其中与宝玉石有关的中医药物就多达20余种。现代科技研究也证实，人们穿戴的宝玉石首饰中蕴藏着大量对人体健康有益的矿物质。

地热温泉既是水资源，也是矿产资源。地热流体作为载热介质，对人类康养具有重要价值。我国著名康养旅游胜地五大连池天然矿泉水经多年验证，能治疗消化系统和其他系统及皮肤的多种疾病。

可见，矿产资源具有较高的康养旅游资源开发价值。作者根据研究需要，提出"矿养资源"概念。即，基于区域地质条件，在自然环境中可开采利用，或者直接对人类健康养生具有一定功效的矿产资源，称之为"矿养资源"。

2. 主要矿养旅游资源

截至2015年，攀枝花市共发现矿种76种，其中查明有资源储量的矿种39种。其主要优势矿种资源赋存包括钒钛磁铁矿、煤、花岗石、石墨、硅藻土、苴却石矿等六大类。

①氢气温泉资源：温泉养生。攀枝花红格温泉是全国罕有的氢气矿温泉，有"攀西名泉""蜀中奇泉"之称。

水温57℃，日流量240吨，是复合型的弱碱性高温医疗矿泉水，富含氢、氟、硅、硫黄等60多种有益于人体健康的微量元素和矿物质，对动脉硬化、冠心病、关节炎、皮肤病、肥胖症、神经性机能障碍等疾病均有一定的疗效，对人体具有较高的医疗保健功能。另外，盐边县温泉乡、米易等地的温泉资源具有很大开发潜力。

②苴却石资源：文化养心。苴却石产于中国四川省攀枝花市的金沙江畔，其可制做石砚而闻名于世，因色彩斑斓，被人们称之为"中国彩石"，为宝石类。其属于玉石（彩石）大类，属不可再生的珍稀特种矿产资源，形成艺术性、欣赏性、实用性、收藏性四性聚一的宝玉石工艺品，并相继开发出了苴却浮雕、苴却玉雕墙体装饰、苴却玉佩带装饰品及苴却玉旅游工艺品等系列产品。

③钒钛：康疗养颜。攀枝花市钒钛磁铁矿探明资源储量71.8亿吨，有矿产地20处，属大、特大型矿床的有5处，属中型矿床的有4处，其余为小型或矿化点，保有储量近65亿吨。

钛具有优良的生物兼容性，商业应用的纯钛被认为是很好的生物兼容金属材料，且钛合金成为目前最受关注的生物医学用金属材料。钛合金可用作植入装置以替代损坏的硬组织，例如制作人工髋关节、人工膝关节、牙种植体、心瓣膜修补物、心血管支架、起搏器以及人造心脏等。

钛白粉在化妆品中应用也日渐趋于广泛。香粉中只需加入一定量的钛白粉就可以得到持久白色，使香料更滑腻，且更具有附着力和吸收力。在水粉和冷霜等化妆品中钛白粉可减弱油腻及透明的感觉，其他各种香料、防晒霜、皂片、白色香皂、剃须膏和牙膏中往往也添加钛白粉，增加美白效果。

④石墨：环保颐养。攀枝花市矿产资源储量1555万吨，保有1549万吨，主要为仁和区中坝品质石墨矿区。石墨制品具有很好的吸附性，能吸附有害物质。石墨制品经过加热后能释放的远红外线能够增强机体功能，使人体充满生机和活力，并有效预防各种疾病。石墨床垫加热后可以产生负氧离子，

有效预防衰老，并使皮肤充满光泽和弹性。

⑤硅藻土：养身养颜。攀枝花基本上富集了四川省所有的硅藻土资源，主要分布于米易县，矿产地 11 处，资源储量约 1356 万余吨，保有 136 万余吨，约占四川全省的 98%。

硅藻土是硅藻生物的残骸沉积钙化形成的纯天然矿物质，由于硅藻的细胞结构和体内的物质构成特色，从而形成了硅藻泥的微观纳米的蜂窝状结构。硅藻土从唐宋时期用深海泥做美容，硅藻泥作为现代家居内墙涂料，应用已经越来越广泛。在家居环境中使用硅藻泥具有调节空气干湿度，净化空气，吸附和分解有害物质的作用，是很多家庭首选的内墙墙壁涂料。

（五）瓜果康养旅游

攀枝花水果资源丰富，攀枝花水果具有以下特质：一是品种丰富。水果品种多达 600 余个，枇杷、石榴和芒果品种闻名遐迩。二是种植面广。全市水果种植面积 43 万余亩，产量约 20 万吨。三是水果基地众多。已建成万亩晚熟芒果基地四个、万亩冬春枇杷基地两个、万亩石榴基地一个。四是金牌品质。"攀枝花"水果商标于 2009 年由世界知识产权组织国际商标注册局批准，获得了马德里国际注册。攀枝花芒果、枇杷、国胜茶等分别获得国家农业部和国家质检总局授予的"中华人民共和国农业部农产品地理标志""中华人民共和国地理标志保护产品"。五是富含营养。由于气候原因，阳光资源丰富，攀枝花水果个大味甜且皮薄色鲜，是绿色生态的高营养水果。

（六）文化康养旅游

攀枝花是一个因发展工业而建设的城市。攀枝花钢铁厂经过十几年艰苦奋斗，到 20 世纪 70 年代，建立了一整套比较完整的三线工业体系，成为了国家工业的主干。三线文化包含了攀枝花的创业文化、工业文化、移民文化以及与三线建设相关的文化等多重文化内涵。攀枝花 78.23 万城镇人口有 98% 来自全国各地，移民人口在思想观念和文化素质方面对攀枝花产生了深远影响。

攀枝花融合了多彩的民俗风情文化，其中以彝族的民俗风情最为突出，形成了具有特色的遮沙拉谈经古乐、阿署达彝族打跳舞等民族文化品牌。除此之外，米易县新山保保族约德节等地方民族文化品牌也已形成。

（七）运动康养旅游

独特的阳光气候条件、全年无冬、日照时间长以及海拔高度等对提升运动员的心肺能力具有独特作用，造就攀枝花市成为中国冬季体育运动训练效果最适合的地方。攀枝花市目前拥有米易国家级皮划艇激流回旋竞训基地、仁和四川省射箭竞训基地、攀枝花四川省飞碟射击竞训基地、盐边红格四川省运动技术学院竞训基地等四大竞训运动基地，涉及20多个竞训项目。

二、攀枝花市康养旅游分布

（一）一个核心：都市阳光休闲核心区

区域范围：东区全部区域，西区、仁和区部分区域。

主题理念：阳光花城·都市休闲。

开发思路：以建设四川南向门户、区域性中心城市为目标，结合"阳光花城·都市休闲"主题理念，重点推进城区金沙江段滨水休闲经济带（东区段）、阿署达花舞人间景区生态旅游发展示范区、普达阳光国际康养度假区、大黑山城市生态休闲示范区建设，集中力量建设1~2条体现攀枝花移民文化、阳光花城特色的商业休闲街区，积极推进攀枝花市中央游憩区（RBD）建设，有序推进苏铁国家级自然保护区以及城区金沙江段滨水休闲经济带建设（西区段），不断完善提升攀枝花市区旅游要素功能和旅游服务设施，将攀枝花市打造成为区域旅游集散中心。

（二）一条发展轴：百里生态长廊旅游发展轴

区域范围：红格—二滩—鳡鱼—麻陇—共和—白坡—红宝—百灵山（鳡鱼—渔门—永兴—国胜—箐河—温泉—格萨拉—百灵山）。

主要功能：山水养生、温泉疗养、生态度假、户外运动。

开发思路：以红格镇、桐子林镇、得石镇、渔门镇为四大主要综合性节点，重点推进红格旅游片区、二滩山水休闲度假片区建设，有序推进大格萨拉旅游片区（包括百灵山旅游区）发展；以此为基础，有效融合康体运动、医疗疗养、旅游社区、民俗文化等多个产业，统筹沿线旅游城镇化建设，带动沿线格萨拉乡、鳡鱼乡、得石镇、红格镇、渔门镇、国胜乡等旅游经济发展。

（三）两大旅游翼

1. 米易康体养生旅游翼

区域范围：米易县全部区域。

主要功能：康养休闲、体育运动、社区养老、田园养生。

开发思路：以安宁河为主要发展轴线，以"健康运动·田园康养"为发展主题，重点推进米易县南部新城、米易龙潭溶洞龙文化风景区项目和特色乡村旅游项目建设，有序推进国家皮划艇激流回旋竞训基地、安宁河流域立体生态农业等项目建设，统筹考虑沿河流域白坡山原始森林、红壁滩山水景观、新山傈僳族风情、芭蕉箐枇杷基地、迷易温泉城、米易岐黄养生大院等建设项目发展。大力发展新型养老医疗社区、旅游度假型社区、田园养生休闲、康体运动度假等项目；以米易县城为核心节点，以垭口镇、白马镇、湾丘彝族乡、海塔普威为支撑节点，统筹多个景区景点，综合田园农业、体育运动、文化创意、养老养生等多个产业，带动沿线统筹城乡旅游经济发展。

2. 仁和乡村休闲旅游翼

区域范围：仁和区国道 G227 沿线（总发乡至平地镇）。

主要功能：果蔬农业休闲、彝族风情体验、特色旅游村落。

开发思路：依托沿线大田石榴基地、混撒拉芒果基地、总发早熟枇杷基地、啊喇菖蒲地樱桃基地等一批设施农业优质果品基地，大力发展现代休闲农业旅游项目，积极建设乡村酒店、星级农家乐等；依托全国最大的俚濮彝村迤沙拉、中国名砚——苴却砚原产地等文化资源，积极推进彝族风情体验、文化创意型项目建设；以乡村旅游和文化创意为核心内容，统筹现代科技农业、彝族文化风情、苴却砚文化创意、新农村建设等多方面、多产业融合发展，建设乡村旅游和民俗文化体验旅游经济带。

三、攀枝花市康养旅游项目规划

（一）金沙江中心区段沿江景观带项目群

文化支撑：金沙江水文化＋移民文化＋饮食文化＋三线建设精神＋工业文化。

项目选址：渡口桥—雅江桥。

项目规模：全线长度约 15 公里。

主题理念：阳光花谷·休闲绿岸·活力之滨。

功能定位：生态景观带、休闲娱乐带、产业经济带。

总体思路：从多维景观提升—打造城市焦点、整合土地资源—梳理用地格局、激活滨江活力—土地复合开发、构建滨江走廊—优化交通网络、塑造个性景观—传承地域文化 5 个方面实施建设，主动融入旅游、综合服务和文化三大产业。整个区段主要分为钢城记忆段、都市活力段、文化创意段和旅游度假段，在规划期末将其打造成为攀枝花市生态景观带、休闲娱乐带和产业经济带。

（二）红格温泉旅游度假区项目群

文化支撑：温泉养生文化＋社区养老文化＋体育运动文化。

项目选址：盐边县红格镇。

项目规模：核心区占地面积约 900 公顷。

功能定位：温泉疗养、康体运动、养老度假。

功能分区：温泉湖片区、健康园片区、阳光谷片区、幸福城片区、锦绣村片区。

支撑项目：国家体育运动训练基地、国际会议度假中心、国际康疗服务中心、新型养老旅游社区、国际异地养老度假社区。

总体思路：充分利用已有的温泉宾馆、体育基地、会议中心、度假酒店等休闲度假设施，积极推进国家级体育产业开发区（包括综合性体育冬训基地、果园体育运动基地等，配套体育康疗中心、高等级医疗服务设施等）、新民乡旅游社区、国际动态温泉体验馆、国际会议度假中心、新型异地养老旅游社区等项目建设，将其打造成为"中国阳光康养旅游城市"直接承载区、核心重点项目和产业转型发展试验区。

(三) 普达阳光国际康养度假区项目群

文化支撑：国际旅居文化+乡村田园文化+阳光生态文化。

项目选址：仁和区前进镇普达村，东至迤沙拉大道，南至那召，西至板山箐水库，北靠南山工业园区。

项目规模：占地面积约 895.81 公顷。

功能定位：康养度假、商务休闲、农业体验。

功能分区：门户区、农业新村产业区、旅游康养度假区、运动高尚居住区、健康活力居住区。

支撑项目：旅游新村、高新技术产业园区、CSA 农场（社区支持农场模式）、水乐园、风情小镇、温泉宫、康疗中心、主题度假酒店、CCRC 示范区（养老社区）、滨湖商业区等。

总体思路：形成以阳光旅游、康养度假功能为主，景观及配套设施特色鲜明的城市主题功能区，建成香格里拉生态旅游区的阳光康养基地；重点推进以阳光健康养生旅游目的地为核心的度假区、以块菌为代表的特色养生产业高端产品研发区、以会展度假为核心的商务度假区、以高科技绿色认证体系为基础的农业果园体验区与阳光花卉示范区建设；普达片区未来逐渐建成配套设施完善、各功能区块形成良好互动、"山—城—林"有机相融的新兴城市片区，逐步实现与攀枝花城市新区全面对接，成为攀枝花市重要功能区。

(四) 阿署达花舞人间景区项目群

文化支撑：彝族民族文化+特色农业文化+阳光生态文化。

项目选址：与银江镇沙坝村和机场路相连，距市区约 8 公里。

项目规模：占地面积约 1361.13 公顷。

主题理念：欢乐阿署达·阳光阿署达。

发展目标：战略资源储备与旅游经济创新发展示范区、攀枝花大三线城市经济转型示范区、阿署达花舞人间景区生态旅游发展示范区。

功能定位：会议休闲度假、民族文化体验、现代农业观光、绿色康体养生。

支撑项目：阳光会议度假中心、婚庆休闲基地、生态湿地公园、天寿湖度假中心、"花香田园"大地景观（开心果园）、山地运动公园、阳光田园养生基地等。

总体思路：以亚热带水果产业和生态休闲体验为基础，倡导以"阳光""生态"为核心的旅游度假模式，通过生态景观大制造、国际水果品牌塑造、低碳技术应用等方式，建设攀西地区最具特色的阳光生态旅游目的地；充分利用规划区"坡地、湖泊、田园、气候、地形"等景观元素，通过"多彩生态园、休闲运动福地、阳光度假景区、冬季会议度假中心和城市特色旅游胜地"系列主题建设，严格按照《旅游景区质量等级的划分与评定》（修订）（GB/T17775—2003），创建国家4A级旅游景区暨国家旅游度假区、国际养生产业城。

（五）二滩山水休闲度假区项目群

文化支撑：养生休闲文化+水文化+生态阳光文化。

项目选址：二滩国家森林公园（二滩风景名胜区）。

主题理念：水上运动·山水养生。

功能定位：森林游憩、大坝观光、山地运动、养生度假。

支撑项目：由"若水镇（现得石镇）、鳣鱼镇（现鳣鱼乡）、渔门镇"三大中心旅游集镇和若海的"若水与菩萨岩组团"、笮海的"亲水游乐与山地运动组团"、犀牛海的"渔门水乡组团"三大组团构成。

总体思路：依托二滩水库和桐子林水库所形成的湖泊水域，以山水养生为主旨，以静态养生项目为支撑，通过融合城镇化基础配套和高品质生态环境的创新型、升级型内陆旅游发展模式，以打造服务于全球康养度假市场的阳光康养旅游胜地为基础，以打造服务于专项运动市场的山地定向运动新标杆为核心，以打造服务城市休闲度假市场的攀枝花城市全天休闲度假客厅为重点，将二滩国家森林公园（二滩风景名胜区）打造成为世界级内陆阳光康养度假胜地（国家 5A 级旅游景区）、中国山地定向运动标杆和攀枝花城市休闲客厅；同时围绕川西南滇西北毗邻地区及川滇黔渝核心市场推出"百里画廊，水墨二滩"主题形象，形成旅游产业、运动产业、康养产业为主导，辐射文化产业、农渔产业的"3+2 泛旅游"产业结构；重点推进"三海联动、三镇聚合、四大工程、全季旅游"工作。

（六）米易休闲度假旅游区项目群

文化支撑：社区养生养老文化+运动休闲文化+民俗体验文化+亲水主题文化。

规划范围：东起 S214 省道，南至安宁河，西临风流山，北至米易大桥。

项目规模：占地面积约 329.62 公顷。

功能定位：社区度假、社区养老、康体运动。

支撑项目：国家级健康医疗中心、阳光花城养老度假社区、米易新城公共文化活动中心、米易体育运动公园、南湖北湖湿地公园、大地田园景观、产权度假酒店等。

总体思路：以新城建设为基础，以旅游和生活功能为导向，配备不同规模等级的公共服务设施、市政基础设施，运用 SOD 模式（通过社会服务设施建设引导的开发模式）开发公共服务区，运用 TOD 模式（以公共交通为导向的开发模式）开发交通枢纽及其周边物业；发掘、利用与有机组织自然、人工和人文要素，提炼总结特征景观要素（安宁河）和文化要素，通过社区养老、社区度假、运动健身、文化中心、医疗中心等旅游项目建设，完善提升城市阳光运动休闲度假旅游功能。

（七）米易龙潭溶洞龙文化风景区项目群

文化支撑：龙文化+溶洞文化+民俗文化。

规划范围：米易县白马镇龙肘山下，海拔 1500 米安宁河畔。

建设目标：中国龙文化主题公园、国家 4A 级旅游景区。

功能定位：龙文化体验、溶洞观光、乡村民俗体验。

支撑项目：龙华寺、龙潭溶洞景区、龙潭游客服务中心、龙文化主题酒店、龙潭村民居改造、龙吟峡谷景区、花水坝壁画景点、影视基地、白马旅游集镇、湾丘五七干校、何家坝遗址、望月楼集成开发以及旅游游步道等配套设施建设。

总体思路：以龙潭溶洞为核心，统筹整合龙肘山、龙华寺、龙吟峡、龙塘村等景点，以中国龙文化为主题，深入挖掘中国龙文化内涵，重新设置龙潭溶洞解说系统，重修龙华寺，修缮提升龙潭村村落民居，建设完善龙文化主题酒店、龙文化主题农家乐、生态停车场等基础配套设施，打造成为集溶洞观光、龙文化体验、民俗文化体验等多功能于一体的中国龙文化主题公园。

（八）重点旅游新村项目群

概念包装：攀枝花之家。

总体思路：以"攀枝花之家"为统领，以乡村文化体验为核心，将攀枝花市域内的村舍、农田、民俗、农业等旅游资源最大化，将农业与旅游休闲融为一体，建设休闲农庄、养生山吧、银发族农园、果蔬篱园、山水人家、生态渔村、民族风苑、乡村养老社区等富有乡土文化气息的都市休闲农业旅游项目，首批集中打造16个特色旅游村、镇（包括阿署达、红格、新民、昔格达、贤家、芭蕉箐、马槟榔、安全、独树、雷窝、立新、团山、板桥、班庄、片那立、庄上等）；充分发挥旅游产业对农业的带动作用，以游养农，以农促游，延伸农业产业价值链，促进农业转型升级。

六大抓手工程：环境工程（基础设施+建筑风格+生态绿化+安全保障）；住宿工程（农户院落+客房标准+卫生间）；餐饮工程（特色菜品+厨房+就餐区域）；康养工程（乡村医疗服务点+老年人优惠措施+运动康体设施）；运营工程（特色运营模式+规范管理制度+信息化营销）；活动工程（1个重大活动"寻找最美乡村——中国攀枝花"评选活动+N个乡村主题活动）。

（九）N个一般项目

阳光康养旅游项目：菩提苑、山地森林公园、巴斯箐花香渡阳光生态城、大河体育运动中心及商务宾馆、仁和区中坝生态谷（小纸房片区）景区、大田红石榴乡村旅游区、雅瑶湾旅游区、米易岐黄养生大院、迷易温泉城、大坪子阳光康养休闲、温泉乡热水河温泉旅游度假区开发、国家级冬训基地等。

山水观光、民俗文化旅游项目：森林花景、四川攀枝花三线建设博物馆、中国苴却砚文化艺术城及宝玉石特色街、迤沙拉中国历史文化村、格萨拉生态旅游区、大黑山旅游区、山地森林公园、岩神山景区、啊喇诸葛营历史文化旅游区、中国苏铁精品旅游区、金沙江滨江景观带西区段、中国苏铁精品旅游区、新山傈僳族文化旅游风情镇、箐河瀑布、择木龙杜鹃花海、宝鼎生态旅游区、鑫岛游乐城等。

第五章 攀枝花市康养旅游资源

第一节 攀枝花市主要康养旅游资源

一、有利康养的地理条件

攀枝花年日照时数达 2700 小时，年平均气温 20.3℃，无霜期 300 天以上。森林覆盖率达 60% 的绿化度、60% 的湿度、22℃~30℃ 的温度、蔬菜水果的优产度、900~1100 米的海拔高度。金沙江、雅砻江在此交汇。

冬日的攀枝花，温暖宜人，降水量少、相对湿度低，对亚健康人群及风湿性关节炎、气管炎、心脑血管疾病等具有显著的自然疗效。

二、康养产业体系与产业项目计划

攀枝花市围绕"中国阳光康养试验区"战略定位，依托现有基础条件和康养资源，谋划包装了 7 大类 225 个计划投资项目，包含 5 大龙头项目和 220 个重点项目，项目计划总投资达 1727.6 亿元。观光加运动、健身、休闲、度假、养生、养老等"1+6"七大类体系化的康养旅游产品。加快建设以休闲度假、阳光运动、养老养生为重点的全国著名的阳光康养旅游城市。

以养老、养生、医疗、体育和旅游 5 大核心领域为切入点，有机融合生态农业、文化创意、金融保险、旅游地产、科技信息等，当地重点推出华山康养城项目、仁和医疗康养中心项目、攀枝花红格康养城项目、米易县阳光康养地产项目、欧方营地项目群招商引资项目、昔格达农事体验康养示范区项目、流金美地·国际健康养生休闲度假区打造项目等 7 个招商引资康养项目，此外，该市阳光康养旅游类项目 31 个，投资额超过 350 亿元。

三、康养设施建设

攀枝花已建成社区日间照料中心 71 个，养老床位达 5855 张，国家中医药管理局中医养生健康产业发展重点研究室基地、四川省旅游协会养生旅游目的地示范基地等项目相继落地，建成国家级体育竞训基地 4 个，新增沿江（河）景观步道、森林公园、户外健身营地等一系列休闲健身设施；建成国家三级甲等医院 5 所、省级普通专科医师培训基地 29 个，医疗服务水平位居四川前列，被世界卫生组织列为中国第二批健康城市试点，初步探索出了一条独具特色的康养产业发展之路。

四、政策导向

（一）中国康养产业发展论坛

2014 年 12 月在攀枝花召开了首届中国康养产业发展论坛，我国正计划在攀枝花市和秦皇岛市建设国家级康养产业发展实验区，每 3 年在两地各举办一次康养产业发展论坛，"把脉"我国康养产业发展态势，推进产业做大做强。

该论坛由四川省政协主办。论坛以"养老养生与经济转型"为主题，逾 200 名嘉宾重点围绕产业发展、康养城市、医养融合、养老养生 4 个方面开展深入研讨。

（二）规划与政策

2014 年，攀技花市编制了《攀技花市创建（中国）阳光康养产业试验区发展规划》，出台了《关于加快阳光康养产业发展的政策意见》等配套政策，计划总投资 1958 亿元。

攀枝花还编制了《中国阳光康养旅游城市发展规划》。继百里钢城、钒钛之都之后"阳光花城·康养胜地"的城市品牌渐行渐响。2013 年康养产业总收入比上年增长 52.9%，荣膺中国最具魅力的节庆城市。攀枝花致力环境提升，先后荣获中国优秀旅游城市、国家卫生城市等称号，建成全国首个全光网城市，入选全国首批和谐社区建设示范城市。交通建设取得重大进展，区域性交通枢纽加速形成。

强化目标支撑，统筹实施老年康养基地、国际健康生活城、阳光康养旅游城、国家级体育运动基地和区域性医疗高地等项目建设。

加强政策引领，重点针对康养机构建设的标准化和产业融资的社会化等问题，加强财税金融支持和用地保障，有效激活了市场热情。近两年，攀枝花市康养领域的年均投资增速已达 27.4%。

我们将通过 5 到 10 年的努力，构建复合型康养产业体系，将攀枝花打造成国家级康养基地，具有国际水准的阳光康养和休闲度假胜地。

（三）"2014 攀枝花欢乐阳光节"

由四川省旅游局和攀枝花市人民政府共同主办的"2014 攀枝花欢乐阳光节"，于 2014 年 12 月 6 日至 2015 年 3 月 4 日在攀枝花市隆重举行。"2014 攀枝花欢乐阳光节"弘扬"阳光、运动、休闲、康养"这一主题陆续举办开幕式系列活动、欢乐阳光行系列活动、闭幕式暨中国"三线建设"城市劳模代表攀枝花阳光行活动三大板块活动，让广大市民和游客共享一场欢乐盛宴。

五、实地项目调研点与考察重点

（一）台湾模式：台湾日间照护中心

中心共计占地面积约 2000 平方米，室内建筑面积 1400 平方米。花园面积约 1500 平米，共设有 60 张床位，专为 60 岁以上全自理老人及轻度失能、失智老人提供日间照护。

"台湾模式，医养融合"——台湾日间照护中心是由阳城金海与国际知名长辈照护机构——台湾敏盛联合创建的攀枝花康和敏盛服务有限公司。为攀枝花首席国际级长辈照护中心。

2015 年 4 月，康和敏盛与攀枝花市中心医院成功签约，达成了共筑医养融合平台的战略合作协议，中心医院为康和敏盛养老中心提供医疗技术指导、医疗康复、双向转诊、预约床位、120 绿色通道、远程心电监测、健康教育、专家巡诊、咨询指导等多项服务。

（二）红格训练基地——康体为主

红格训练基地是四川省最大的综合性冬训基地，占地 245 亩，可开展包括排球、篮球、摔跤、田径等 18 个项目的训练，现已入驻训练的项目有 11 个，全部来自四川省队。由于运动员们常年在全国乃至世界各地比赛，需要适应多种地形与气候，攀枝花独特的亚高原气候，适合田径、足球、曲棍球等室外项目的训练。

（三）红格温泉假日酒店——养生为主

攀枝花红格温泉假日酒店地处风景优美的攀枝花市红格温泉度假开发区，占地 197 亩。2006 年开业。酒店拥有长 70 米、宽 30 米、高 25 米的空间气势的大堂，成为酒店的轴心景观。从酒店入口到大堂内利用高差设计的一系列浮岛，形成水吧、茶吧、咖啡厅、西餐厅、水幕景观等系列空间。

（四）红山国际社区

位于攀枝花红格镇，距城中心 25 公里，以"阳光休闲、运动健康"绿色运动为主题，包括国际标准 18 洞山地高尔夫球场、商业会所、温泉水疗中心、旅游观光度假、高端住宅等功能板块的高端低密度国际社区。

项目整体占地约 3416 亩，建设用地约 710 亩，建筑面积约 47 万平米，约 1200 亩高尔夫球场，约 1820 亩超级公园绿地，约 74 亩休闲商业配套，带动攀枝花第三产业的快速发展和红格镇区域经济发展。

"红山国际社区"住宅均为高端低密度产品（组院独栋别墅、叠拼联排别墅、花园洋房和独栋配套商业楼等）。

第二节 攀枝花特色康养旅游资源竞争对比

一、同纬度带城市阳光资源对比分析

将攀枝花与同处于北纬26度的国内外旅游城市比较：迈阿密的年均温度大于0℃，人体会有太热的不适宜感，仅有3个月左右的最佳旅游时间；冲绳岛的年均温度为23℃，约有6个月的最佳旅游时间；攀枝花年均温度为19.0℃~20.6℃，处于人体适宜温度范围内，旅游时间长达10个月左右。考虑旅行时间、旅游距离等因素，对于国内候鸟型康养度假游客来说，攀枝花的综合条件优于其他同纬度城市，是国内康养群体的最佳选择之一。

立体型气候特征明显，与同纬度国内外城市相比，攀枝花"立体型气候"特征明显，可以满足多区域游客的长居需求。

二、与周边城市阳光资源对比分析

按照国家气象局统一业务规范的群组分类法，体感温度介于15℃到23℃是人体感受的最适宜温度。以攀枝花与周边四大城市11月至次年2月间的温度统计数据（多年平均值）为比较依据，攀枝花与西昌市体感温度都在此范围内，可有以下结论：攀枝花市与西昌是西南区域城市中体感温度最适宜的城市。

三、阳光康养资源综合分析

综合以上数据分析，攀枝花市阳光康养资源在地理空间、季节分布上具有独特旅游价值。

全球同纬度空间分布看，攀枝花阳光资源人体适宜性时间长；与周边大城市冬季气温较低相比，攀枝花市冬季避寒吸引力较强，而且攀枝花市正在利用气候优势发展夏季避暑康养旅游产品。

攀枝花的气温优势，对于呼吸道、关节炎的慢性病患者而言，是选择进行旅游康复的重要目的地；对于专业性运动员而言，攀枝花也是很好的训练目的地，未来利用该优势，结合旅游发展运动赛事也具有较好条件。

四、与周边城市旅游收入对比分析

2015 年攀枝花实现旅游总收入 202.11 亿元，同比增长 34.72%，高出四川省全省旅游总收入的同比增长；同时，攀枝花旅游总收入增长率也高于周边凉山州、楚雄州、丽江市等几个市州的旅游总收入。在全省旅游业发展放缓的大环境下，攀枝花旅游业仍保持了高于全省平均水平的高速发展。这充分说明，发展阳光康养旅游产业的道路是正确的，这样不仅充分利用了攀枝花的旅游优势资源，还顺应了当前旅游市场的发展方向。攀枝花全市旅游经济保持了平稳健康快速发展的良好势头，且具备发展后劲大、动力足、市场需求大的特点。

第三节　攀枝花市康养旅游资源等级评价

一、康养旅游资源类型划分

根据《四川省康养旅游发展规划（2015—2025 年）》对"康养旅游"的定义，康养旅游是结合观光、休闲、度假、康体、医疗、游乐、养心等形式，以达到强身健体、修身养性、医疗康复、延年益寿等目的的一种旅游活动。该定义阐释了康养旅游的旅游条件以及康养旅游的康养目的。

综合而言，即"旅游"是基础，是纽带，"康养"是目的，是特色。据此可以将康养旅游资源类型划分为康旅资源、康体资源、康疗资源三大类，而每种类别可以继续细分为不同子类。

二、康养旅游资源等级评价

参照《旅游资源分类、调查与评价》（GB/T18971—2003）中的"旅游资源共有因子综合评价"标准，结合康养旅游资源类型划分，通过专家打分，对攀枝花市主要康养旅游资源等级进行了划分。其中康养旅游四级资源3个（分别是攀枝花阳光、二滩国家森林公园、格萨拉景区）、三级资源10个、二级资源4个。

第四节　康养旅游资源开发价值评估

一、康养旅游资源开发价值综合评价体系

国内针对康养旅游目的地评价的研究极少，针对攀西区域康养旅游目的地，李后强、廖祖君（2015）提出"六度理论"的生态康养衡量指标，将温度、湿度、高度、洁净度、绿化度、优产度作为研判一个区域是否适合发展生态康养产业的六个重要因素。

由于该理论侧重于自然旅游资源评价，忽视了人文旅游资源，后期攀枝花市政策研究部门提出"和谐度"指标（98%的城镇人口由全国各地汇集而来，42个民族生息繁衍，群众安全感测评、社会治理能力、城市文明指数等指标在四川省领先，被评为"全国和谐社区建设示范城市"），而将"绿化度"和"洁净度"合并为"洁净度"，成为康养旅游产业发展评价的新"六度理论"。

攀枝花市作为全国知名工矿城市，如何开发利用好矿产资源开发提升康

养旅游的价值，新旧"六度理论"都显得较为不足。

结合新旧"六度理论"生态康养衡量指标，作者引入"矿养度""概念，以"气候舒适度（Climate）""优产度（Plant）""生态环境优良度（Environment）""海拔高度（Altitude）""矿养度（Mineral）""空气洁净度（Air）""和谐度（Harmony）"七个维度，构建中国康养旅游目的地"七度评价体系"。

康养旅游资源开发价值"七度评价体系"评价总分 100 分，根据综合得分，可将旅游目的地分为四类：

评分高于 85 分，为优秀级康养旅游目的地；

评分在 70~84 分，为核心康养旅游目的地；

评分在 60~70 分，为重点康养旅游目的地；

评分在 60 分以下，为限制性康养旅游目的地。

二、攀枝花市康养旅游资源开发价值综合评价

根据康养旅游资源开发价值"七度评价体系"，结合攀枝花市康养旅游因子客观统计数据，利用层次分析法，通过专家打分，攀枝花市康养旅游资源开发价值综合评价为 79 分，攀枝花市为"核心康养旅游目的地"。

从攀枝花市康养旅游资源综合评价得分情况分析，康养旅游自然资源得分较高，而以"和谐度"为衡量标准的康养旅游人文及社会资源得分相对较低。"和谐度"衡量标准得分较低主要表现在：

（一）地理区位

攀枝花处于四川省南部，距离省会成都约 620 公里，难以受到省会城市的辐射作用，康养旅游的客源来源受到较大制约。

（二）道路交通

目前省会成都进入攀枝花的交通方式主要为航空、高速、铁路。目前开通航班较少，而且攀枝花市保安营机场由于海拔高，经常受到大风与云雾影

响，航班准点率很低。而成都通过雅西高速进入攀枝花也需要 7 个多小时，铁路需要约 12 个小时，交通较差。

（三）旅游配套设施

由于旅游发展经费制约，攀枝花市康养旅游配套设施建设资金投入不足，设施较为陈旧；智慧景区等信息化建设方面，与同属大香格里拉旅游环线的丽江、大理旅游目的地相比，较为落后。

这些说明攀枝花市在地理区位、道路交通以及康养旅游的基础设施建设方面，尚有较多需要提升的地方。否则，以上因素将严重制约攀枝花市康养旅游的发展。

三、康养旅游资源开发发展策略

（一）与"中国阳光康养旅游城市"差距概述

攀枝花打造"中国阳光康养旅游城市"主要有 4 个方面差距。一是旅游接待能力不足，旅游产品聚集度低，吸引力不突出，分布不科学，可归纳为空间布局与指引问题；二是旅游产业占 GDP 比重较低，尚未有效发挥旅游产业的耦合作用和关联带动作用，可归纳为产业问题；三是"大三线"工业城市形象需转型，应利用好"阳光""花城""康养"形象卖点，可归纳为城市形象与营销宣传问题；四是城市旅游配套、旅游交通与环境保护、人才培育、居民旅游参与度均不足，可归纳为配套建设问题。

（二）应对策略

通过空间支撑、项目支撑、要素支撑，共同支撑打造"中国阳光康养旅游城市"。目前攀枝花已形成一定的旅游发展格局，资源类型特点也较突出，同时接待能力已形成一定规模。因此，有必要明确旅游空间发展格局、重点项目建设及旅游要素发展指引。

1. 空间支撑

衔接相关上位规划，统筹考虑资源聚集、客源市场对接、内外联动、综合交通体系结合等诸多因素，优化旅游空间发展，进而科学指引"中国阳光康养旅游城市"在未来一段时间的建设，形成有利于区域合作、规划合理线路、内部差异化发展的良好格局。

2. 项目支撑

攀枝花产业结构需优化与调整，旅游业作为耦合作用非常强的产业，有必要也能起到与第一产业、第二产业带动发展的作用。因此，有必要对旅游产业、旅游项目进行科学规划。对有利于打造"中国阳光康养旅游城市"的"阳光""康养"或温泉类、运动类项目等，有必要给予重点发展的政策与发展空间。

3. 要素支撑

打造"中国阳光康养旅游城市"，在城市配套、交通、卫生及其他公共设施方面，需要全面支撑攀枝花旅游发展，才能保障攀枝花旅游的可持续、全面发展。通过三大升级即形象升级、交通升级、绿化升级，完善和提升攀枝花作为旅游城市的环境氛围。

（1）形象升级

目前攀枝花城市知名度在国内已有一定基础，但主要是以工业城市、钒钛之都等为主要印象；而旅游资源、四季果蔬、阳光花城等形象还未被大众所知晓。因此，需对接城市转型与产业优化，提出形象升级策略，使攀枝花成为一个宜居、宜业、宜游的旅游城市。

（2）交通升级

目前攀枝花机场运力仍不足；同时攀枝花处于大香格里拉、"南丝绸之路"、川滇经济合作圈的中心枢纽区位，高速铁路、高速公路的建设将对攀枝花城市发展、旅游发展起到重要意义。因此应对旅游交通进行升级，同时对市内旅游线路进行立体规划。

（3）绿化升级

目前攀枝花部分地区为荒地地貌，对城市旅游形象有一定影响，应对其进行绿化、美化。同时市区作为旅游集散的重要区域，需进行道路、建筑及城市公园建设等方面的绿化工程，使绿化率达到旅游城市标准。

第六章　攀枝花市康养旅游资源开发研究

第一节　攀枝花市康养旅游市场需求分析

一、攀枝花市康养旅游市场需求分析

（一）人口老龄化加速，推动康疗类资源开发

随着中国老龄化社会到来，老年群体的康疗与护理需求成为中国康养旅游市场的重要增长方向，老年人服务消费市场潜力巨大。2013 年我国 60 周岁以上老年人口超过 2 亿，老龄化水平达到 14.8%，预计到 2020 年中国养老产业市场规模将达到 5 万亿元。可见，针对养老群体的康疗资源开发市场潜力空间巨大。

（二）亚健康问题加剧，促进康体与康疗类资源开发

工作与生活压力逐步加大，中国亚健康人群规模庞大，加速催生健康市场需求，中青年亚健康市场空间逐步增大，营养保健、休闲养生、健身娱乐、健康管理等成为新亮点。

国务院明确提出至 2020 年健康服务业总规模达到 5 万亿元以上，这意味着 2020 年前中国医疗健康服务产业年均增速至少达到 25%，与之相关的康养旅游将迎来长期持续的高景气发展态势。

（三）休闲度假观光复合性旅游需求，带动康旅资源开发

攀枝花地处四川、云南两大旅游高地的中间枢纽地段，是古"南方丝绸之路"要塞，受到大香格里拉旅游环线和成渝城市圈的辐射带动，旅游客源市场广阔。攀枝花应积极对接国民休闲度假需求，推动旅游产品向观光、休闲、度假转变。满足多样化、多层次的旅游消费需求，积极抢占市场空间，也推动了康旅资源的开发。

（四）冬季避寒需求，促进康旅类资源开发

在国内，云南、海南、广西等地都成为冬季避寒旅游的热门目的地。国外，澳大利亚、新西兰和南非、东南亚等国家都是游客的热门选择。目前到攀枝花过冬的"候鸟"已经具有较明显的市场份额，并呈现出快速增长的趋势，促进了冬季避寒康旅资源的开发。

（五）躲避雾霾，促进康旅类资源开发

近年来，大城市雾霾越来越严重。尤其入冬以后，华北乃至全国各地频现雾霾天气。雾霾锁城，支气管病、呼吸道疾病频发，特别是儿童和老年群体成为呼吸道疾病爆发的集中群体。清新的空气成为大城市人群的奢侈品。"躲霾游"和"洗肺游"等康养旅游目的地得到了高度关注。

在该季节，恰恰是攀枝花市阳光资源最好的时候。距离攀枝花市较近的成都、重庆等大城市的躲避雾霾群体催生了攀枝花市康旅资源的开发。

二、攀枝花市康养旅游市场分析

（一）市场潜力

健康产业是一种有巨大市场潜力的新兴产业，目前涉及医药产品、保健用品、营养食品、医疗器械、休闲健身、健康管理、健康咨询等多个与人类健康紧密相关的生产和服务领域。近年来，人口老龄化、环境污染日益严重、

工作与生活压力逐步加大等因素加速催生健康市场需求，养老旅游市场、中青年亚健康市场空间逐步增大，营养保健、休闲养生、健身娱乐、产业会展等成为新亮点。

（二）发展条件

攀枝花四季阳光、冬暖夏凉，祛寒避暑两相宜。光热条件对中老年人风湿病、关节病等常见多发病具有显著的自然疗效。攀枝花具备拓展健康市场的阳光气候、自然景观、优质水果蔬菜、文化资源和城市精神等优越条件。

（三）市场现状

近5年来，攀枝花旅游接待总量及增长率偏低，旅游人均消费相对不高，具有很大发展潜力。客源分布以本地及周边区域为主，其中大约45%的客源为本市游客，其次为成都、昆明等地，西昌、楚雄、丽江等周边区域也是重要游客来源地。需求分析方面，周边游客到攀枝花短期旅游、休闲度假已成为其旅游出行的重要选择，医疗保健渐成来攀游客的主要动机之一。阳光、优质水果、亚热带气候等是游客重点关注的方面。攀枝花本地养老市场需求巨大，但市场供给严重不足，亟待提升。

（四）市场定位

以休闲养生、养老保健、商务会议为需求的本地市场，是攀枝花近期重要基础市场；以冬季避寒、健康养生为主要需求的中老年中高端客群，是攀枝花近中期的重点突破市场；以健康养生、运动康体为主要需求的中青年健康休闲中高端客群，是攀枝花的重点市场之一；个性化养生、养老服务为主、追求生活品质的极高端和高端客群，是引领养生、养老方式的市场风向标；有观光体验、休闲度假、健康调养、商务会议等需求的中低端客群，是市场发展的大量基础客源。攀枝花主攻市场是成渝、京津冀、东北三省等与攀枝花阳光气候和资源环境反差大的国内城市客群，以及东北亚、欧美等注重健康疗养的入境市场。未来3年主要巩固和拓展本地市场；中长期核心培育和拓展中老年康养专项市场与中青年健康休闲专项市场。

三、攀枝花市康养旅游市场应对思路

(一) 规划必要性

编制《中国阳光康养旅游城市发展规划》，是贯彻落实党的十九大精神和国家促进旅游业、文化产业更好更快发展各项要求的需要；是贯彻落实《旅游法》《国民旅游休闲纲要》的需要；是有效执行省委、省政府，市委、市政府关于旅游业战略部署的需要。攀枝花正处在转型升级的关键时期，旅游业发展面临诸多新机遇和新挑战，迫切需要走出符合实际和时代要求的新路径。因此，编制一个科学的、统筹的、具有针对性和可操作性的规划，也是对接城市发展、衔接上位规划和相关产业规划的迫切需要。本规划将作为指导攀枝花旅游发展的蓝本，通过规划的落地、实施，政府、企业和全市居民的共同努力，使攀枝花旅游实现有感染力、有吸引力、有号召力的总体目标，并能争取更多的国家、省、市级政策支持，对打造"中国阳光康养旅游城市"及攀枝花城市转型、产业升级、富民强市起到指导作用。

(二) 指导思想

深入贯彻《国务院关于加快发展旅游业的意见》（国发〔2009〕41号），全面落实科学发展观，紧紧围绕打造"中国阳光康养旅游城市"目标，将"阳光康养"理念联动攀枝花产业发展和城市发展，整合利用阳光康养资源，建设国际标准的康养旅游项目，强化康养体系和特色产品支撑，全要素、全域化提升城市环境和配套服务，倾力打造具有国家级示范意义的创新型、生态型、康养型现代化旅游城市，发展成为以健康、养生旅游为主要特色的国内著名、国际知名的旅游目的地。

(三) 发展目标

中国战略层面：国际水准的养生养老示范区。

区域吸引力构建层面：中国"阳光山川"康养目的地。

城市产业优化层面：大三线城市转型抚育区。

（四）总体定位

攀枝花以打造"中国阳光康养旅游城市"为总体定位。

概念总体解读：中国阳光康养旅游城市，是以充沛的阳光、冬暖夏凉的气候、丰富的物产、独特的生态资源为依托，以促进旅游参与者身体健康、精神愉快为目的，在景区景点建设、项目设计、活动组织中，以运动、健身、休闲、度假、养生、养老功能为核心，辅之以优美的城市环境和配套的服务设施为保障的创新型、生态型、健康型旅游城市。

概念分解解读：以国家层面的标准来打造旅游市场，即打造世界闻名的，具有全国示范性、区域影响力的旅游目的地，通过整合各项具有国际、国内排位前列的阳光康养资源，形成在全国示范性的旅游目的地。阳光产品具有攀枝花发展旅游的独特核心卖点、产品竞争力、品牌冲击力、市场影响力。康养可解读为将攀枝花打造成国家级的旅游服务中心、中国阳光健康疗养中心、中国康体运动中心。旅游城市，即为提高旅游打造力度，通过旅游要素的升级与公共设施的完善，实现城市形象的旅游构筑与可持续发展。

（五）创新模式

1. 创新理念

以"中国阳光康养旅游城市"定位为主导脉络，挖掘并做精主体市场，将"阳光康养"理念联动产业发展和城市发展，通过模式创新、业态创新、产品创新、融合创新、体制机制创新等，全面构建更具活力的攀枝花旅游发展平台，形成系统、科学、完善的攀枝花旅游发展模式。

2. 创新模式

利用自身资源优势，借鉴国内外优秀案例，打造攀枝花"2+3"旅游城市发展模式。深耕两大细分市场——中老年康养专项市场和中青年健康休闲专项市场，其他市场为辅。以国际标准打造阳光康养生态地，进行中老年康养产业延伸创新，同时打造中青年健康休闲新型生活方式目的地，通过旅游产业创新发展，为中国社会经济发展中的居民健康疗养起到示范作用。延伸互促三大链条——康养产业链、阳光形象链、城市旅游链。通过工业支撑、旅游业牵引，将"中国阳光康养旅游城市"作为攀枝花城市发展目标与工作重点之一，全面开展城市生态、文化与基础服务设施建设，通过战略、措施、机制全盘计划统筹，全面启动"三链"延伸互促发展。

第二节　攀枝花市康养旅游资源开发策略

一、旅游要素规划

（一）全域旅游服务中心体系

针对自助旅游日益增多、"散客化"趋势明显多于旅游集散服务的需要，逐步构建由市中心区旅游集散服务中心、县城旅游集散服务次中心和集镇（旅游社区）旅游集散服务点构成的三级旅游集散服务体系，为外地游客和本地市民旅游提供全方位旅游信息咨询、便利化旅游交通和网络化旅游预订服务，实现便捷的旅游集散服务。旅游集散体系分布如下：

一级旅游集散服务中心：攀枝花客运中心、阿署达鱼塘游客中心均作为过渡的一级集散中心，并进行相应建设；待高铁站口的一级集散中心建好后，攀枝花客运中心、阿署达鱼塘游客中心退居为二级集散中心。

二级旅游集散服务中心：阿署达、清香坪、仁和镇、攀莲镇、红格镇、得石镇、渔门镇。

旅游集散服务点：桐子林镇、普达、得石镇、平地镇、白马镇、格萨拉乡、普威镇等旅游项目群集中发展区域及项目群周边重点集中。

（二）住宿设施配套服务规划

依据《2011年攀枝花市国民经济和社会发展统计公报》《攀枝花市旅游业发展"十二五"规划》等数据资料，同时参考国内成熟旅游目的地（包括三亚等）"长宿型"度假地的增长经验数据及本规划所需数据。以 755.48 万人次（2011）和全年可接待天数 300 天（考虑到有两个月高温期及其他不可预见因素）为基数。考虑攀枝花未来将打造成为"长宿型"康养度假地，根据旅游业现状及发展趋势预测，选定客房出租率为 80%。预测到 2020 年末，游客接待规模 2300 万人次，宾馆住宿设施接待规模 921 万人次，接待床位数 8 万张。根据预测值，到 2020 年末，高档住宿设施、中档住宿设施、一般住宿设施分别配置床位数 2.4 万张、3.2 万张、2.4 万张。

（三）餐饮设施配套服务规划

未来 3~5 年内依托盐边菜、果蔬菜和综合菜三大菜系，充分挖掘本土自然生态食品和无公害农业食品资源，重点推进歌舞宴、果蔬宴和花城宴三大宴工程。加强攀枝花旅游餐饮品牌建设，积极支持本地特色餐饮企业打造地方特色餐饮品牌（如大笮风等）；打造雅江鱼一条街、山珍一条街、铜火锅一条街、烧烤一条街、名小吃一条街等特色餐饮美食街。根据《食品安全法》及其实施条例规定，卫生部制定的《餐饮业卫生规范》和《集体用餐配送单位卫生规范》等食品安全国家标准，规范行业管理和餐饮饮食环境，提高餐饮卫生健康管理水平。

（四）旅游商品购物服务规划

根据攀枝花地方资源特色和工业发展特色，积极推进集设计、销售和游览于一体的旅游商品购物中心建设，重点实施"攀枝花旅游购物三大工程"，即注册"阳光购物"系列商标、设立阳光水果直销点、开发"阳光花城"特色食品系列和"创意花城"特色工艺品系列旅游商品，带动旅游购物全面发展。

二、旅游交通规划

（一）"南丝绸之路"游线（全线长度约 800 公里）

线路设计：攀枝花—大理—保山—腾冲—瑞丽（出境）。

（二）大香格里拉游线（全线长度约 560 公里）

线路设计：攀枝花—丽江—迪庆—奔子栏—得荣—乡城—稻城。

（三）川滇黔旅游环线（全线长度约 2000 公里）

线路设计：攀枝花—昆明—曲靖—六盘水—安顺—贵阳—遵义—宜宾—昭通—宁南—会理—攀枝花。

（四）川滇交界区域旅游环线（全线长度约 1000 公里）

线路设计：攀枝花—丽江—大理—楚雄—昆明—攀枝花。

（五）攀西旅游环线（全线长度：约 550 公里）

线路设计：攀枝花市区—红格—二滩—格萨拉—泸沽湖—西昌—攀枝花市区。

三、陆路交通廊道

以"打造四川南向门户，构建区域中心城市，建设 1 小时旅游圈的绿色通道"为旅游交通规划的主要宗旨，对铁路、高速公路与干线公路、支线铁路进行重点设计，同时考虑交通的便捷性与道路两旁环境的美观性，将市区—雅江桥—二滩—红果旅游通道在原基础上提升和完善，为旅游提供更好的交通环境，形成与矿车等相分离的交通线路，并逐步实施进攀交通线路的新建与绿化、美化工程。

铁路进出攀大通道包括：南北向铁路建设成昆铁路新线（双线）（连接到成都、昆明方向），丽江—攀枝花—昭通—遵义铁路，攀枝花—大理高速铁路。

高速公路进出攀大通道包括：攀枝花—丽江高速公路，攀枝花—宜宾沿江高速，攀枝花—大理高速公路，适时启动西香高速与丽攀高速连接线。

旅游干线公路包括：S310 红格复线，环湖路改造，米（易）盐（源）路改造。

（一）一大环线与三大主题线路

大环线：全线长度约 410 公里，途经区域为三区两县 [市区、阿署达花舞人间景区、二滩国家森林公园（二滩风景名胜区）、格萨拉景区、白灵山生态旅游区、米易国家旅游度假区、红格温泉旅游度假区、迤沙拉历史文化名村、大田红石榴旅游区、普达阳光国际康养度假区、长江国际漂流基地等]，交通工具为自驾车或旅游巴士。

（二）主题线路

1. 生态游线

市区—二滩国家森林公园（二滩风景名胜区）—渔门岛—箐河瀑布—格萨拉景区—白灵山生态旅游区—米易国家旅游度假区—红格温泉旅游度假区（全线长度约 330 公里）。

市区—红格温泉旅游度假区—二滩国家森林公园（二滩风景名胜区）—国胜茶叶种植基地—百灵山生态旅游区—大笮风特色农业观光基地—格萨拉景区—渔门岛—长江国际漂流基地（全线长度约 230 公里）。

2. 康养游线

市区—金沙江中心区段沿江景观带—阿署达花舞人间景区—普达阳光国际康养度假区—大田红石榴乡村旅游区—迤沙拉历史文化名村—混撒拉乡村旅游区（全线长度约 106 公里）。

市区—金沙江中心区段沿江景观带—阿署达花舞人间景区—米易县城—龙潭溶洞—米易县城—海塔世外桃源风景区—普威农业观光旅游区（全线长度约 140 公里）。

3. 运动游线

普达阳光国际康养度假区—阿署达花舞人间景区—市区—金沙江中心区段沿江景观带—红格温泉旅游度假区—二滩国家森林公园（二滩风景名胜区）（全线长度约 93 公里）。

长江国际漂流基地—市区—金沙江中心区段沿江景观带—阿署达花舞人

间景区—红格温泉旅游度假区—米易国家级皮划艇训练基地—龙潭溶洞（全线长度约 136 公里）。

四、水路线路设计

新建格里坪、金江、炳草岗等城市观光旅游码头，打通市内水上航线，水上航道要进行金沙江沿江景观打造。二滩国家森林公园（二滩风景名胜区）即二滩山水休闲度假区以若海、筜海、犀牛海规划的 16 个水上码头为节点，沿江打造配套服务链条。其中：若海建设安宁河口、月亮湾、若水镇、菩萨岩和三滩码头；筜海利用好二滩电站和二滩港码头，新建红泥湾、鳡鱼乡、红壁滩码头；犀牛海利用好渔门岛和渔门镇码头，新建玉瓶岛、犀牛岛、桃水湾和兴龙岛码头。与码头对应建设自驾游服务站点，形成自驾游服务体系及水陆换乘体系。渔门港移交盐边县管理，通过打通水路缓解二滩交通压力。

五、乡道建议

在现有乡乡通、村村通公路基础上，实现有条件的乡与乡之间、乡与村之间通水泥路（柏油路），有条件的村与村之间通水泥路（柏油路），并同步提高公路技术等级和抗灾害能力，更好地承担旅游交通功能。

六、航线建议

加强攀枝花机场空管和安全设施的改造与完善，积极开辟到国内大中城市和重要环线城市旅游景区的新航线，为市民快捷出行提供更多选择，为攀枝花对外开放创造良好条件。在条件具备的综合性度假区或景区，适度建设直升机场。

七、绿地系统规划

（一）都市休闲核心区绿地系统

蓝廊绿肺+组团隔离+林网漫布+多岛辐射：沿金沙江、雅砻江、安宁河因地制宜形成不等宽的生态林地，局部在地形条件、用地容许的情况下可作为公园绿地，形成贯穿东西的生态园林走廊。以攀枝花公园、巴斯箐公园、干坝塘公园为核心，包括花城新区三大山地森林公园（干坝塘、炳三区、巴斯箐花香渡）等，集中连片打造城市绿肺。依山就势建设城西片区—江南片区、江北片区与城东片区、江南片区—江北片区的嵌入式隔离带；建设环绕城西片区、城东片区、江南片区—江北片区生态安全隔离带。围绕城市干道构建漫布全城的可游性景观走廊，在建设景观大道的同时利用城市次干道、支路建设林荫道系统。公园绿地在城区按面积分三级均匀布置公园绿地，与道路带状绿地和水系穿插，形成点网交织的绿地空间体系。

（二）重点项目地（景区）绿地系统

普达阳光国际康养度假区绿地系统：规划绿地面积 65.73 公顷，占规划区建设用地面积的 19.01%。规划区构建"绿带、绿山、绿楔、绿野"绿地系统结构。建设大面积绿植景观，适当发展康体运动项目，实现景观与项目价值综合利用。河流两侧、水库大坝上突出大地艺术的装扮，让游客看到"田园普达梦里老家"的景观；河道旁边种植垂柳，形成垂柳依依的景观；在农民安置区域和游客接待区域种植蓝花楹，形成花海景观效果；公路两侧种植三角梅，突出"阳光花城"主题；植物配置上高低错落、乔灌结合，以充分利用阳光，便于形成生态系统。

红格温泉旅游度假区绿地系统：沿新镇区中轴线展开的景观长廊，北接龙山行政中心，南连会展中心，两侧是商业金融服务设施，是红格新镇区的城镇"会客厅"。规划景观大道绿地面积 9.8 公顷，绿地与中心广场共同组成城镇核心景观和开放空间。充分利用河流水系、道路绿化及防护隔离绿化组织绿地布局，形成以龙山公园、温泉湖公园、体育乐园、拓展训练基地、岩羊公园、昔格达公园、大龙公园为主要节点的网格状绿地系统布局结构。

阿署达花舞人间景区绿地系统：规划绿地面积约 1070 公顷，占规划区建设用地面积的 80%，主要以花香果园区茂密植被和多姿多彩的观赏花田为载体，展示丰富的生态系统。景区的大地景观将以空中鸟瞰和机场路俯视两大视点为主进行塑造，并依托景区内大地景观举行大地艺术节等活动。项目将利用山地地形多样的植物资源，创造一个移步异景的"立体气候观光走廊"，让游客能在一日之内体验不同的垂直景观。

（三）重点地区及交通干道绿化植被

树种选择应以本地乡土树种为主，部分采用引进和改良的外来品种，形成具有地方特征的植物群落。注重植物配置的乔、灌、花、草比例，优先发展乔木，以提高城市绿化总量作为绿化的主要目标，慎重选择养护费用较高的草坪绿化方式。选择景观价值和环保价值相结合的植物品种，尤其是防护林、防风林和重要城市干道两侧树种更应考虑植物的适应性。在市内主要交通干道、城区公园、重点景区项目地（二滩库区环湖路）等地区大面积种植攀枝花树，适当种植三角梅、凤凰木、木芙蓉、地涌金莲等乡土花草树木，建设若干条攀枝花树风情廊道（二滩、普达、红格等地区），点缀各种攀枝花树造型景观小品，突出"全国唯一以花命名的城市"花城特色。

八、规划保障

（一）政策保障

逐步完善产业政策。制定出台资金、财税、土地、人才、技术、环保等方面的政策文件；旅游建设项目优先列入市重点建设项目，制定扶持政策，简化项目审批程序。执行现有的税收优惠政策。向上争取更大范围地支持攀枝花旅游发展的税收优惠政策；探索在城市维护建设税、资源税、矿产品价格调节基金收入中提取适当比例用于旅游环境保护和旅游基础设施建设的政策。加大财政对旅游的投入，扩大市级旅游发展资金规模，保证旅游发展资金增幅每年按 20% 的比例递增。争取中央财政资金、专项建设补助资金、扶贫基金等支持；加强政策协调。加强发展旅游与现代服务业等各项政策之间的衔接和协调，提升政策实施效果。

（二）金融保障

探索多元化旅游投融资渠道。坚持社会化、市场化的旅游投资方针；积极申请国家旅游专项资金和生态环境建设资金；逐步加大对旅游基础建设的资金投入；支持符合条件的旅游企业进入资本市场融资；积极申请亚行、世行及国内大中银行的信贷资金。争取金融机构的资金投入，建立资金的合理使用机制。

（三）人才保障

（1）引进高素质旅游人才

推行"人才绿卡"政策，出台高级旅游人才落户、住房补贴、医疗等优惠政策，吸引高端旅游管理人才；实施旅游行业名家进课堂工程。

（2）建立人才培育机制

整合现有旅游专业等本地旅游教育资源，扩大招生规模，提高教学质量，提升旅游人才层次；建立"国际化旅游人才培训基地"试点基地，实行多语教学，实施国际交流生计划；实施乡村旅游实用人才素质提升工程。

（3）畅通旅游就业渠道

完善旅游就业信息服务，积极推进旅游人才市场规范化，推进人才资源市场配置进程，加强旅游主管部门与人才市场的信息交流，健全旅游就业信息网络；健全旅游院校就业服务保障，为在校生提供相关专业的实习机会，强化旅游教学的实用性和针对性，沟通本市旅游企业与主要劳务输出省（市）旅游职业学校的联系。

（四）旅游信息化保障

提升旅游信息化水平，从搭建攀枝花旅游电子商务营销平台、提升旅游电子政务建设水平、落实智慧旅游综合服务措施、完善旅游行业数据库建设、应用旅游客户关系管理（CRM）系统 5 个方面全方位构建智慧旅游目的地，保障攀枝花旅游业稳步发展。

（五）完善旅游监管体系

加快推行新的服务规范和标准的制定，强化市场化管理手段，加强旅游执法，加快实施旅游目的地属地管理，进一步规范市场秩序，保证旅游市场公正有序。建立旅游综合投诉快速反应程序，设立 24 小时投诉专线，并在 48 小时内反馈处理结果。

（六）规划实施的保障措施

采取政府主导、企业主体、市场动作、行业自律、社会参与的发展模式；从规划立法、加强考核、分解任务、完善体系、及时修编、科学决策 6 个方面落实规划所确定的任务；在旅游行政管理体制的创新方面，组建攀枝花市旅游工作委员会，提高管理职责、管理能力和管理水平；通过试点方式，在主要景区尝试推动"两权分离"管理制度的创新和探索，成立风景区管理委员会，行使一级政府权力，对景区内的规划、建设、行政、工商、治安等进行统一管理；按照"产权明晰、权责分明、政企分开、管理科学"的要求，对现有旅游企业进行改制，在旅游企业建立现代企业制度；建立攀枝花旅游执法机构和旅游者投诉处理机构；完善和健全法律规范系统、指挥协调系统、预备系统、信息沟通系统、物资保障系统、合作系统、恢复评估系统；形成"政府主管、企业经营、居民参与"的模式，保障社区利益。

九、康旅类资源开发策略

（一）康旅类产品细分

康旅型旅游产品体系是在现代养生理念指导下，选择远离市中心、空气新鲜，风景优美的地点，依托一定的健康服务设备设施，以休闲、度假为主要内容，以延年益寿、修身养性、养心为主题的旅游产品系列。

（二）康旅类资源开发

重点开发范围分别为山水康旅板块、乡村康旅板块。

1. 山水康旅板块开发途径

山水康旅板块位于盐边县二（包括桐子林）以及大格萨拉片区。康养旅游资源开发以二滩国家森林公园、二滩水电站、欧方营地以及大面积的山水森林生态环境为依托，重点推进山水生态游憩、茶文化养生、水上体育运动、森林康养休闲等业态的集聚和发展，带动片区内重点村镇的康养旅游发展。

开发内容包括国胜茶养生旅游产品集群、二滩阳光山水康养旅游产品集群、花果特色旅游产品集群、乡村度假旅游产品集群等。

2. 乡村康旅板块开发途径

乡村康旅板块位于仁和区的大部分区域（除城区部分），结合攀枝花市16个旅游新村和46个新村点建设，以大田石榴、混撒拉芒果、总发早熟枇杷等优质果品基地、迤沙拉等特色村以及苴却石文化等资源为依托，促进水果、文化等特色资源与康养旅游业的融合发展，建设苴却石国家级文化创意康旅产品集群、若干阳光生活精品旅游小镇（包括特色村）集群、水果康养休闲基地等。

康养资源开发内容包括：阳光乡村旅游产品集群、苴却石文化创意旅游产品集群、花果旅游产品集群等。

综合康旅资源开发情况，需要注意的是攀枝花市的工业城市的刻板印象和干热等不利因素对康旅发展有一定的不利影响。因此，需要化解工业因素对攀枝花市旅游地形象遮蔽问题，加强康养旅游形象宣传，提升康旅产品在大香格里拉旅游环线的影响力。针对攀枝花户外干热气候问题，增加水上休闲娱乐设施，丰富康旅服务内容。

十、康体类资源开发策略

（一）康体类产品细分

康体型旅游产品体系是指在环境优美、风景较好的地域，借助一定的运动设备、设施、场所，以强健身体、放松身心为主要目的，以运动、休闲为主要方式，在轻松的环境中促进身心健康的旅游产品系列。

康体型旅游产品有别于专业性的体育项目，康体型旅游项目的核心元素是运动、健康与旅游。

(二) 康体类资源开发

重点开发范围为"阳光康体板块"，位于米易县核心区域。依托花果蔬菜基地、国家级皮划艇激流回旋训练基地、城南休闲度假片区等资源，重点推进以健康饮食（无公害绿色花果蔬菜）、水果美容、康体运动、专业训练、养老居住、休闲度假、康养乡村、医疗护理等业态的创新发展，建设集养老、体育、医疗、养生、旅游等多产业聚集的康体旅游产品集群，作为"中国阳光康养产业试验区"的标杆示范地进行重点建设。

康养资源开发内容包括：国家队冬训基地康体旅游产品集群、米易龙文化旅游产品集群、贤家新村康旅产品集群等。

十一、康疗类资源开发策略

(一) 康疗类产品细分

康疗型旅游产品是为了满足病患型旅游者医疗护理、疾病与健康、康复和修养等特殊需求，而借助于适宜的气候旅游资源和中医药资源，以及现代高科技医疗技术资源等提供的旅游产品系列。

康疗型旅游产品需要较为专业的医疗条件和医疗技术作为支撑，同时也需要配备一定数量和较高水平的医疗及护理服务人员，为国内外游客提供度假、医疗检查和观光旅游等复合型服务。

(二) 康疗类资源开发

重点开发范围分别为红格温泉康疗板块、都市康疗板块。

1. 温泉康疗板块

温泉康疗板块位于盐边县红格镇及周边部分区域，依托温泉、度假酒店、特色村、体育训练基地、体育学校等资源，重点推进建设以温泉康养为特色，集养老服务、旅游休闲、度假娱乐、商务会议、体育训练等多产业多业态的综合发展板块。开发内容包括：红格温泉康疗旅游集群、阳光乡村旅游集群、花果蔬菜特色旅游集群等。

2. 都市康疗板块

开发范围为攀枝花市区、仁和区核心区域，发展思路：以阳光花城为主题，重点推进花城新区建设，结合普达阳光国际康养度假区和阿署达国际康养综合发展示范区、大黑山城市生态休闲示范区建设，以区域内三甲医院为依托的医疗服务产业的发展和康养城市的建设，配套完善片区医疗服务、养老养生、康体运动、旅游休闲等城市综合服务功能，打造"中国阳光康养产业试验区"的印象区和康养窗口。

积极利用攀枝花市干热气候，重点吸引呼吸道疾病、关节炎等风湿疾病等慢性病患者康疗需求。同时，积极利用攀钢基地工业旅游、大三线文化旅游的基础上，重点实施钒钛康疗养颜、石墨环保颐养、硅藻土养身养颜等康疗旅游产品。

康旅资源开发内容包括都市阳光医疗旅游产品集群、攀枝花钢铁基地工业文化旅游产品集群、矿养特色旅游产品集群等。攀枝花市作为"中国阳光康养旅游城市"，在康养旅游资源"CPEAMHA"评价体系中，气候舒适度在康养旅游中起着主导价值。

十二、康养旅游资源融合开发策略

（一）康养旅游资源融合，构建康养旅游品牌吸引力

落实国家生态文明建设战略，立足攀枝花资源型城市转型升级的战略发展方向，围绕建设中国阳光康养产业试验区的目标，以大产业、大集群、大项目推动康养旅游资源的高度融合开发。

结合养老、养生、康体、旅游、医疗等市场需求，扩大产业面、延展产业链，开发建设一批资源基础好、配套条件优、市场潜力大、组合能力强、

带动作用显著的特色康养旅游产品集群。落地实施一批精品龙头项目，形成阳光康养产业试验区建设的重要支撑点，引领全市产业转型升级，强化攀枝花市核心竞争力，构建攀枝花"阳光花城、康养胜地"的特色康养旅游品牌吸引力。

（二）康养旅游资源融合，构建产业发展体系

抓住国家对服务业的扶持政策机遇，有效整合攀枝花市"冬日暖阳""国家体育训练基地""医疗矿泉""国家南菜北调基地"等优势康养旅游资源，注重挖掘特色，尤其是特色文化载体，对接养老、养生、体育、旅游、医疗等市场需求热点，构建以养老服务产业、体育运动产业、旅游休闲产业、健康养生产业、医疗服务产业等产业为核心，绿色农业、文化与创意、金融与保险、科技信息、商贸服务、房地产和教育卫生等产业为支撑的"5+N"阳光康养产业发展体系。

（三）康养旅游资源融合，丰富康养旅游服务体系

促进康养旅游资源与绿色农业（花果蔬菜等）、文化创意（移民文化等）、金融保险等行业的融合发展，丰富创新花果养生美容、健康饮食休闲、文化养生体验、康养保险服务以及医疗康养服务、养老养生地产、亚健康科普宣传、养老养生信息化服务等康养旅游服务体系。

参考文献

[1] 曹军骥. PM2.5 与环境 [M]. 北京：科学出版社，2014.

[2] 陈艳芬. 土壤环境污染对农产品质量安全的影响及防治对策 [J]. 现代农业科技，2016（18）：262-267.

[3] 郭新彪，杨旭. 空气污染与健康 [M]. 武汉：湖北科学技术出版社，2015.

[4] 贾铝凤，刘俊. 大国水情：中国水问题报告 [M]. 武汉：华中科技大学出版社，2014.

[5] 雷巍娥. 森林康养概论 [M]. 北京：中国林业出版社，2016.

[6] 李松柏. 长江三角洲都市圈老人乡村休闲养老研究 [J]. 经济地理，2012（2）：154-159.

[7] 彭文姝. 旅游环境素养与环境支付意愿的理论研究 [J]. 商，2016（23）：71-72.

[8] 廖辉. 论新经济时代下的循环经济 [J]. 经济论坛，2010（10）：64.

[9] 左蕾蕾，周志红，于兵，等. 县域经济发展与人才支撑体系研究 [J]. 中国高新技术企业，2010（4）：88-89.

[10] 顾利民. 县域经济结构调整重在"四大改革"和"四大转型" [J]. 当代社科视野，2010（6）：24-26.

[11] 李文. 论发展循环经济的主要制约因素及对策 [J]. 企业科技与发展，2010（18）：4-5.

[12] 王淑新，何元庆，王学定，等. 低碳经济时代中国消费模式的转型 [J]. 软科学，2010（7）：54-57.

[13] 周世开. 攀枝花年鉴 [M]. 北京：方志出版社，2008.

［14］焦秀君，沈西林．基于低碳的攀枝花市西区经济发展战略研究［M］．成都：西南交通大学出版社，2010.

［15］郝拮．中国区域长寿与地理环境的耦合关系［J］．中国老年学杂志，2015（3）：35.